# はじめて学ぶ看護過程

編集
**古橋 洋子**
前青森中央学院大学看護学部　教授

執筆
**秋庭 由佳**
青森中央学院大学看護学部　教授

**松島 正起**
青森中央学院大学看護学部　准教授

医学書院

## はじめて学ぶ看護過程

| 発　行 | 2017年 1月15日　第1版第1刷Ⓒ |
| --- | --- |
| | 2023年11月 1日　第1版第7刷 |
| 編　集 | 古橋洋子（ふるはしようこ） |
| 発行者 | 株式会社　医学書院 |
| | 代表取締役　金原　俊 |
| | 〒113-8719　東京都文京区本郷1-28-23 |
| | 電話　03-3817-5600（社内案内） |
| 印刷・製本 | 横山印刷 |

本書の複製権・翻訳権・上映権・譲渡権・貸与権・公衆送信権（送信可能化権を含む）は株式会社医学書院が保有します．

ISBN978-4-260-02867-7

本書を無断で複製する行為（複写，スキャン，デジタルデータ化など）は，「私的使用のための複製」など著作権法上の限られた例外を除き禁じられています．大学，病院，診療所，企業などにおいて，業務上使用する目的（診療，研究活動を含む）で上記の行為を行うことは，その使用範囲が内部的であっても，私的使用には該当せず，違法です．また私的使用に該当する場合であっても，代行業者等の第三者に依頼して上記の行為を行うことは違法となります．

**JCOPY** 〈出版者著作権管理機構　委託出版物〉
本書の無断複製は著作権法上での例外を除き禁じられています．複製される場合は，そのつど事前に，出版者著作権管理機構（電話 03-5244-5088，FAX 03-5244-5089，info@jcopy.or.jp）の許諾を得てください．

# はじめに INTRODUCTION

　看護過程は難しい——みなさんはそんな印象を持っていませんか。

　看護大学・専門学校では看護過程を必ず学びます。学校によって科目名が違うこともありますが，その内容に変わりはありません。講義では模擬患者(あるいはペーパーペイシェント)などを活用して，臨地実習では1人の患者を受け持ちながら，看護過程に必要な思考を養っていきます。学生が十分にその考え方を理解し修得できるよう，教員はさまざまな工夫を凝らしています。しかしながら，いつの時代の学生もこの思考を身につけることに苦しんでおり，「看護過程は難しい」という冒頭の印象を抱いているように思います。

　看護過程は看護師が頭で考えて行動する源となる思考過程であり，看護師として臨床で働く上では欠くことができません。また，医療職全員に課されているものが記録(カルテ)であり，看護過程は，記録に必要となる情報を整理するための基本でもあります。

　本書は，看護過程をはじめて学ぶ学生に少しでもわかりやすく，身につけやすい内容となることをめざして企画し，書かれています。

　本書は，以下の4章で構成されています。

- **第Ⅰ章「看護過程とは」**
　看護過程はなぜ必要なのか，日頃の生活に結び付けながら説明しています。
- **第Ⅱ章「看護過程の頭づくり」**
　看護過程は物事の考え方であることを述べるとともに，看護過程をどのように考えていくか，目で理解しやすい図式を用いて表す工夫をしました。看護の対象となる患者さんを理解するために役立つさまざまな看護の視点，発達段階についても解説しています。
- **第Ⅲ章「思考過程としての看護過程」**
　看護過程のプロセスを，アセスメント，問題の明確化，看護計画，実施，評価の5段階で解説しています。
- **第Ⅳ章「看護過程を事例で学ぶ」**
　事例を用い，より具体的に看護過程の考え方を説明しています。臨地実習も見すえて，病態関連図，患者関連図の活用，経過記録のまとめ方も解説しています。

　本書を発行するにあたって，長年にわたり医学書院七尾清氏に動機づけをいただきました。また，企画化・編集面で北原拓也氏，近江友香氏に大変お世話になりました。この場を借り，改めて感謝申し上げます。

2017年1月

編集　古橋　洋子

# 目次 CONTENTS

##  看護過程とは 1
古橋洋子

### 看護過程を身につける理由 2
### 看護過程の考え方 3
- 1 一般的な考え方の道筋：問題解決の思考 3
- 2 看護師の考え方の道筋 4
- 3 看護師の頭のなか 5
- 4 看護の理論家の視点を使う 5
- 5 論理的思考を身につける 9
- 6 倫理的配慮について 10

##  看護過程の頭づくり 15
古橋洋子

### 「情報を収集する」とは 16
- 1 観察力を身につける 16
- 2 情報を収集する 19
- 3 観察したことを知識と結びつける 22

### 情報の統合 30
### 問題解決に向けた思考の流れ 31

## 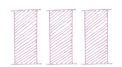 思考過程としての看護過程 35
秋庭由佳

### 看護過程のステップ 36
### 1 アセスメント 39
- 1 情報収集 40
- 2 情報の分類 43
- 3 患者関連図の作成：
  病態関連図に基づいた患者情報の整理 45

- **4** 情報の分析と統合（統合アセスメント） 47

## 2 問題の明確化 50
- **1** 優先順位の考え方 50
- **2** 看護診断名を用いて問題を記述する方法 51

## 3 看護計画 52
- **1** 患者目標（期待される結果）の設定 53
- **2** 看護計画の立案 54

## 4 実施 56
- **1** 実施内容の記録 56
- **2** 記録記述時の留意点 59

## 5 評価 61

# IV 看護過程を事例で学ぶ 63
松島正起

- 事例1 ヘンダーソンの看護の視点に沿った看護過程
  - ステップ1 情報収集・アセスメント 64
  - ステップ2 問題の明確化 76
  - ステップ3 看護計画 77
  - ステップ4・5 実施・評価 79

- 事例2 オレムの看護の視点に沿った看護過程
  - ステップ1 情報収集・アセスメント 81
  - ステップ2 問題の明確化 89
  - ステップ3 看護計画 92
  - ステップ4・5 実施・評価 93

- 事例3 ロイの看護の視点に沿った看護過程
  - ステップ1 情報収集・アセスメント 94
  - ステップ2 問題の明確化 103
  - ステップ3 看護計画 106
  - ステップ4・5 実施・評価 107

索引 109

装丁・本文デザイン　hotz design inc.

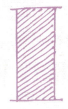

# 看護過程とは

# 看護過程を身につける理由

看護過程とはなんでしょうか。英語では"nursing process"，すなわち，看護師が"nursing"（看護）を行う"process"（過程）のことです。1995年，日本看護科学学会は「看護過程」について，問題解決法を応用した思考過程の道筋として次のような見解を発表しています(表1-1)。

看護師がある1つの看護実践を行うとき，必ず頭のなかで考えをめぐらせています。看護師の頭のなかでは，目の前にいる患者の状態や症状について，看護師自身の直感力や経験を働かせながらめまぐるしく判断が繰り返されているはずです。看護師の頭のなかで行われている情報収集とその解釈，問題の予測と優先順位の選択，といった一連の思考の流れを，「看護過程（思考過程）」と表現するのです。

頭のなかでおきていることを言語化するということは大変難しいことです。この思考過程を，看護師として的確に，正しく行うことができるよう，「看護過程」という名称で，看護教育のなかで事例学習や臨地実習を通して繰り返し学んでいくのです。

臨床現場では，看護師はそれぞれに自分の観察の道筋を確立し，どんな緊急事態にも対応できるように訓練されています。看護学生のみなさんは，例えば入院の経験があると，患者がどのような身体的・心理的状態にあるか，経験としてイメージすることができるかもしれません。しかし，看護師の視点で患者をとらえる，あるいは，看護師がどのように考えて実践を行っているのかを考えたことは，まだほとんどないのではないでしょうか。

看護とは，その人の健康回復へ向けて，療養上，および生活上の援助を行うこと，例えば痛みを訴えている患者には，痛みを緩和するためのさまざまな援助を行い，そのときどきにおきている問題を見出し，それを解決する方策を提供していくことだといえます。この一連の流れこそが「看護過程」です。

### 表1-1 「看護過程」に対する見解

　「看護過程」とは，看護を実践するものが，独自の知識体系に基づき対象の必要に的確に応えるために，看護により解決できる問題を効果的に取り上げ，解決していくために系統的，組織的に行う活動である。この活動は，看護に必要な情報収集，解釈，問題の予測・確認・明確化，計画立案，実施，評価を構造とし，実践される。
　実践には，具体的理論に裏づけされた技術と，人間尊重の思想を基礎とした態度を必要とする。これは患者・看護師関係の中で成立し展開される。

〔日本看護科学学会看護学学術用語検討委員会（編）：看護学学術用語．p.50，日本看護科学学会第4期学術用語検討委員会，1995．より一部改変〕

# 看護過程の考え方

## 1 一般的な考え方の道筋：問題解決の思考

　年齢，職種などにかかわらず，人は誰しもそれぞれになんらかの問題に直面すると，それを解決しながら日々の生活を送っています。例えば，学生が夏休みに海外旅行へ行きたい，と考えたとしましょう。旅行に行くためには資金が必要です(＝問題)。資金を集めるいくつかの手段のなかから，アルバイトをはじめる，という方法を選択した場合，自分が最も効率的に資金をためられる雇用先，雇用形態を選ぶことになるでしょう(＝解決のための計画)。このような問題解決の思考は，多かれ少なかれ，毎日のように行われています。

　さらに，「思考過程」へと焦点をあててみましょう。国民的な漫画『サザエさん』を例に考えてみます。ある日，サザエさんは夕食のメニューを考えているうちに，この1か月「茶わん蒸し」を食卓に出していないことに気がつきました(情報収集)。そこで，今日の夕食は張り切って「茶わん蒸し」を作ろう，と考えます。冷蔵庫を見ると，卵がないことがわかったので(問題の明確化)，買い物に行くことにします(計画)。大急ぎで買い物に向かう(実施)と，財布を持たないで街まで来たことに気づきます。これでは買い物ができない(評価)と，サザエさんは家に戻り，再び財布をもって店へと向かいます(計画の修正，再実施)。このようなことは，「おっちょこちょい」なサザエさんだけにおこることではなく，もちろん漫画の世界だけのことでもありません。日ごろ，私たちが行っていることです。問題解決の思考がどのように進められていくか，問題解決の思考過程は図1-1に示すとおりです。

　ことさら問題として取り上げることはなくとも，1日の行動の計画を立てていくなかで，人は問題解決の思考を知らず知らずのうちに活用しています。例えば，(今日は日曜日。なにをしようか？　天気もよいし，午前中はたまった洗濯をして，午後は買い物に行き，以前から欲しかったブラウスを買おう)などと，何気なく考えて行動していることにも，問題解決の思考過程が使われています。朝何時に起きるのか，1日のどのタイミングで犬の散歩に行くか，今日は公園でラジオ体操をするのか，朝食後，新聞を読みに図書館へ行くかどうかなど，人それぞれに1日の流れを計画し，過ごしているはずです。

　また，常に自分1人の行動だけを考え，実施していればよいわけでもありません。家族や仕事の相手など，自分の行動とかかわる人が存在しており，その人の状況や都合なども考慮に入れて，次の行動を計画していく必要があります。

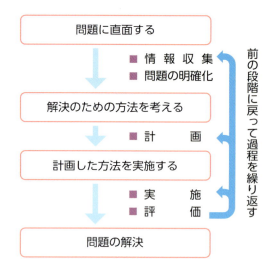

図 1-1　問題解決の思考過程

　私たち看護師もまた，同様です。看護師の行動の先には，常に看護を提供する相手である患者さんが存在しています。患者さんの状態に応じて，看護師はもちうるすべての知識を総動員し，ありとあらゆることから推論を行って，次の行動を導いていく必要があるのです。

## 2　看護師の考え方の道筋

　人は体に異常を感じると不安になります。看護師は，その不安の原因を探るために，あらゆる方法を用いて状態を観察し，推論を行い，少しでも患者が安心できるケアの方法を考えていきます。もし仮に患者が痛みで苦しんでいるのであれば，痛みをとるための援助を考えます。痛みの状態に応じて素早く判断し，医師に報告を行い，指示を受けてケアを実施し，痛みが和らぐかどうかを観察します。ここで，看護師が思考する過程（プロセス）が，看護過程となります。

　入院中，患者には受け持ち看護師がつき，入院から退院まで一貫してケアをする体制が整っています。看護師は24時間患者に付き添い，患者の悩みや不安・苦しみなどの相談に継続的に応じています。そのとき，看護師は，患者の年齢や性別・疾患などの個別性をとらえ，患者が求めるケアをさまざまな状態や情報から考えて，実践していきます。

　看護師が患者の状態をしっかりとらえて思考していないと，病気の快復に結びつかず，むしろ病状を悪化させてしまうことにもなりかねません。私たちは，自分のもっ

ている知識を駆使し，観察で得られた情報と結びつけ，アセスメントを行います。このことを繰り返しながら，患者の問題を探りあて，その人が必要としている援助を計画・実施していくのです。

## 3　看護師の頭のなか

　私たち看護師は，対象である患者の状況を常に考え，そのときどきの様子に合わせて，なにが一番必要なのか，最善を考慮しその人に合った援助を行っています。患者にとって「いま」存在している問題だけでなく，今後おこりうる問題，まだみえていない看護問題についても予測し，予防・解決の道筋を考えているのです。

　看護師はそれらの分析を行うために，患者が外来受診時ドアを開けて入ってきたそのときから，その人を注意深く，かつ目立たぬように観察を続けています。顔の表情，歩き方，身振り・手振りなど，あらゆる角度からその人を観察し，患者の病状を分析しているのです。

　患者の様子に合わせて，手をさしのべ，言葉かけを行い，患者をサポートしているその間，あるいは付き添っている方への言葉かけを行いながらも，さまざまな情報を感じとり，収集しています。また，特に対象が子どもの場合など，家族へのケアも重要となるため，患者(患児)を含めたその家族全体の把握も分析には必要です。1つひとつの事例に即したケアを患者・家族と一緒に考え，その人にとって最適な方法を見つけ出していく，そのときの看護師の頭のなかでは，つちかった経験と直感力がフル回転しているはずです。

　プロ棋士である羽生善治氏の言葉を借りれば，「直感力」とは「ほんの一瞬，一秒にも満たないような短い時間の中での取捨選択だとしても，なぜそれを選んでいるのか，きちんと説明することができるもの」であるといいます。さらに氏は，「『直感』といっても，それは適当，やみくもに選んだものではなく，自分が今まで築いてきたものの中から生まれてくるもの」であり，「直感は日々の生活の中で磨いていくことができる」とも述べています。「直感を磨くということは，日々の生活の中でさまざまなことを体験しながら，多様な価値観をもち，幅広い選択を現実的に可能にすることではないか」という彼の考えは，看護師にもあてはまるものではないでしょうか。

## 4　看護の理論家の視点を使う

　看護過程を進めるうえでは，まず，観察を行い，必要な情報をもれなく集めることが重要です。観察には，理論家の視点を使うとよいでしょう。看護の理論家は，それぞれの研究で得られたデータを根拠として，看護実践を考えるうえで要となる看護の

表 1-2　ヘンダーソンの基本的看護の構成要素

| | |
|---|---|
| 1 | 患者の呼吸を助ける |
| 2 | 患者の飲食を助ける |
| 3 | 患者の排泄を助ける |
| 4 | 歩行時および坐位，臥位に際して患者が望ましい姿勢を保持するよう助ける　また患者がひとつの体位からほかの体位へと身体を動かすのを助ける |
| 5 | 患者の休息と睡眠を助ける |
| 6 | 患者が衣類を選択し，着たり脱いだりするのを助ける |
| 7 | 患者が体温を正常範囲内に保つのを助ける |
| 8 | 患者が身体を清潔に保ち，身だしなみよく，また皮膚を保護するのを助ける |
| 9 | 患者が環境の危険を避けるのを助ける。また感染や暴行など，特定の患者がもたらすかもしれない危険から他の者を守る |
| 10 | 患者が他者に意思を伝達し，自分の欲求や気持ちを表現するのを助ける |
| 11 | 患者が自分の信仰を実践する，あるいは自分の善悪の考え方に従って行動するのを助ける |
| 12 | 患者の生産的な活動あるいは職業を助ける |
| 13 | 患者のレクリエーション活動を助ける |
| 14 | 患者が学習するのを助ける |

〔ヴァージニア・ヘンダーソン(著)/湯槇ます，小玉香津子(訳)：看護の基本となるもの．日本看護協会出版会，2016より引用〕

視点をあらわしています。理論家の視点を活用すれば，観察の視点がずれたり，もれたりすることが避けられ，常に根拠をもった観察，情報収集ができます。

## 1 » ヘンダーソンの看護理論

　1960年，国際看護師協会(ICN；International Council of Nurses)は，医師の指示を行うのみであったこれまでの看護から脱却し，看護の独自性を発揮するという考えのもと，看護の視点に基づいた理論と，それに基づいた思考過程の構築を目ざして，ヘンダーソン(ヴァージニア・ヘンダーソン)に検討を依頼しました。ヘンダーソンはその依頼を受け，患者が必要としているものとして14項目の要素を示しました。すなわち，看護師の役割は，患者がこれらのニーズを満たせるように援助することであると述べたのです。ヘンダーソンの作成した「基本的看護の構成要素の14項目」(表1-2)は，ICNにより世界30数か国の言語に翻訳されました。ICNの調査により，現在，世界の多くの看護師はこの理論を使用していることが判明しています。

　また，ヘンダーソンが基本的な人間のニードに基づく考え方を発表したのと同じころ，アブデラ(フェイ・G・アブデラ)が著書『患者中心の看護』で「21の看護上の問

表 1-3 アブデラによる 21 の看護上の問題

| 1 | 適切な衛生状態と物理的な快適さ |
| --- | --- |
| 2 | 最適な活動:運動,休息,および睡眠 |
| 3 | 事故,けが,その他の被害を予防し,また感染の広がりを防ぐことにより,安全を保つこと |
| 4 | 正常な身体構造の維持,および変形の予防と矯正 |
| 5 | 全身の細胞に対する適切な酸素供給 |
| 6 | 全身の細胞に対する適切な栄養供給 |
| 7 | 排泄 |
| 8 | 体液および電解質のバランス |
| 9 | 疾病(病理学的,生理的,および代謝性の)に対する身体の生理的反応を認識する |
| 10 | 調節機構と機能 |
| 11 | 感覚機能 |
| 12 | 積極的および消極的な表現,感情,および反応の認識と受容 |
| 13 | 精神と器質性疾患との相互関係を認識し,受け入れる |
| 14 | 言語的および非言語的なコミュニケーションを円滑に行う |
| 15 | 生産的人間関係 |
| 16 | 精神生活上の個人的な目標を追求する |
| 17 | 治療的環境 |
| 18 | 自分自身がさまざまな物理的,精神的,および発達のニードを抱えている人間であることに気づく |
| 19 | 身体面および感情面での限界に照らして,最適な目標を受け入れる |
| 20 | 病気から生じる問題を解決するために役立つ共同体の資源 |
| 21 | 病気に影響する要因として,社会的な問題を理解する |

〔フェイ・G・アブデラ,他(著)/千野静香(訳):患者中心の看護.医学書院,1963より引用〕

題」を分類し,発表しました(表 1-3)。これは,私たちが今日使用している「看護診断」と「業務基準分類」のもとになっています。現在医療職でスタンダードになっている,問題志向システム(POS:problem oriented system)にもつながるものです。

　ヘンダーソンの理論を皮切りに,その後,さまざまな理論家が自分の専門とする分野における看護の視点を発表していきました。代表的なものとして,セルフケア理論の視点からはオレム(ドロセア・E・オレム)が,人間の適応の視点からはロイ(シスター・カリスタ・ロイ)が,それぞれ理論を発表しています。

表 1-4　オレムのセルフケア要件

| | |
|---|---|
| [普遍的セルフケア要件] | ❶ 十分な空気摂取<br>❷ 十分な水分摂取<br>❸ 十分な食物摂取の維持<br>❹ 排泄過程と排泄に関するケア<br>❺ 活動と休息のバランス<br>❻ 孤独と社会的相互作用のバランス<br>❼ 生命，機能，安寧に対する危機の予防<br>❽ 人間の機能と発達の促進 |
| [発達的セルフケア要件] | ❶ 身体の構造や機能，人間的な発達・成熟が達成されているか？<br>❷ 上記の発達を阻害する要因は何か？ |
| [健康逸脱に対するセルフケア要件] | ❶ その病態はなぜもたらされたか？<br>　周辺状況はどうか？<br>❷ その病気は，どんな影響をもたらすか？<br>　どうしたらその影響を防げるか？<br>❸ 病気の治療は，効果的に実施されているか？<br>❹ 治療に伴う副作用や不快な症状はあるか？<br>❺ 自分や，今ある健康状態を受け入れているか？<br>　失われた機能や能力を受け入れているか？<br>❻ 病気による生活上の制限を受け入れ，病気とつきあっていこうとしているか？ |

〔ドロセア E. オレム(著)/小野寺杜紀(訳)：オレム看護論—看護実践における基本概念，第4版．医学書院，2005 をもとに作成〕

## 2 ›› オレムのセルフケア理論

　オレムの看護理論は，「セルフケア理論」「セルフケア不足の理論」「看護システム論」の3つの理論から構成されており，セルフケア要件，すなわち，患者のニードは3つの要素に分類することができる，と考えられています。①普遍的要件(あらゆる個人に共通するもの：空気，水，食物，排泄，活動と休息，孤独，社会的相互作用，危険の予防など)，②発達的要件(成長発達の過程でおこりうるもの：身体の変化など／条件や事象の結果生じた新たな要件：配偶者の喪失など)，③健康の逸脱による要件(病気，けがや，その治療により生じるもの：医学的治療の必要や，病気・治療による影響をかかえて生きる方法の学習など)があり，患者のおかれた状態をよくしていくために，これら3つの要件を満たすことを考えていきます(表1-4)。

## 3 ›› ロイの適応理論

　ロイの適応看護理論は，ハリー・ヘルソンの精神心理学の研究をモデルにしたもので，相互作用の分析を重視しています。①人間：看護を受けている人，②看護の目標(変

表 1-5 ロイの適応様式

| 生理的様式 | 生理的活動を通して表れる変化・反応 |
|---|---|
| 自己概念様式 | 自分で自分のことをどう感じているか，どう見ているか，どう思っているかにかかわる変化・反応 |
| 役割機能様式 | 他者との関係のあり方・役割（親役割，子役割，教育者役割，学習者役割など）に表れる変化・反応 |
| 相互依存様式 | 人と人との親密な関係，他者を愛し，尊敬し，その価値を認めると同時に他者からの愛情や尊敬，価値観を受け入れる，といったことにかかわる変化・反応 |

〔シスター・カリスタ・ロイ（著）/松本光子（監訳）：ザ・ロイ適応看護モデル，第2版．医学書院，2010 をもとに作成〕

化への適応），③健康，④環境，⑤看護活動，の主要概念があり，これらの要素がすべて相互に関連すると考えられています。また，人間の見方として，生理的様式，自己概念様式，役割機能様式，相互依存様式の4つの適応様式を示しています（表1-5）。

先にあげた，ヘンダーソンやオレム，ロイのほかにも，さまざまな看護理論が発表されています。そのなかから，患者に最も適切と思われるものを選択し，看護の視点として活用していくとよいでしょう。成人看護や母性看護，精神看護などそれぞれの領域によって使いやすい理論があり，大学や専門学校では，教える教員によっても使用される理論が違っていると思います。自分なりの看護の視点，データ収集のパターンは経験を積むなかで自然と身についていくものですが，まずは，教員の使用している理論を使って学んでいくことをおすすめします。

## 5 論理的思考を身につける

患者がかかえている問題は1人ひとり異なります。いつでも教科書にあるとおりに進めばよいのですが，そうはそのとおりにはならないのが現実です。そのため，先に述べたような理論家の観察の視点を使いながら，診察所見，検査データやその患者が浮かべている表情や態度などを客観的に情報収集していきます。

物事を客観的に，かつ論理的に考えるには，常に物事を批判的に吟味する習慣をもつことが重要です。このような考え方の姿勢を「クリティカルシンキング（critical thinking）：批判的思考」といい，看護過程を行うためには欠かすことのできないものです。米国で発表された定義によると，クリティカルシンキングとは「知的に訓練されたプロセスである。そのプロセスとは，実践的・技術的な概念化，応用，分析，統合，評価の情報を集めたり，観察，経験，熟考，推論，コミュニケーションを信念と行動の指針として，統合するもの」です。科学的根拠に基づいた看護実践，すなわ

ち EBN(evidence-based nursing)を行うためには,このクリティカルシンキングが必要とされています。

「批判的に考える」ということは,得られた情報を懐疑的にとらえることと同義ではありません。まずは相手の話をしっかりと聞き取ること,つまり,聴き手である私たち自身が感じた思いや先入観,個人の考えを情報に含めず,できる限りフラットな状態で受け止めることが第一です。患者や家族がどのような話をしているのか,なにを訴えたいのかをしっかりと聞くことが重要です。その人をもっと知ろう,理解しようと注意深く観察を続けるその姿勢は,患者・家族に「あなたの気持ちを真剣に聴いています」という思いを伝えることにもつながります。

## 6 倫理的配慮について

### 1 >> 看護師と個人情報

医療従事者が実践を行う対象は人であり,あらゆる場面において個人情報と触れながら仕事をすることになります。私たちの行う業務はすべて,個人の患者その人にかかわることです。注射すること,検査すること,そのほかベッド上の日常生活に対するケアのどれをとっても,患者のもっているさまざまな情報を知ることにつながります。例えば入院中の検査で得られたデータは,患者にとって,家族や職場の人に知られたくない結果であるかもしれません。そうした,ほかの人には知られたくない情報であっても,医療従事者はその情報を見聞きし,記録します。そのため,医療現場で働くすべての人は,患者個人にかかわるいかなる情報であっても,それを断りなく第三者に開示してはならない,という「守秘義務」を負っています。

パーソナルコンピュータ(PC;personal computer)が普及し,すべての情報がコンピュータ管理される時代を迎えたことで,個人情報保持の重要性は一層高まっています。1980年,OECD(経済協力開発機構)理事会による勧告において,「プライバシー保護と個人データの国際流通についてのガイドライン」が示されました。これを受ける形で,個人の権利を保護することを目的として,2003(平成15)年,日本において「個人情報の保護に関する法律」(個人情報保護法)が制定されました。同法にて,個人情報は「生存する個人に関する情報であって,当該情報に含まれる氏名・年齢・その他の記述等により特定の個人を識別することができるもの」(第2条1項)と定義されています。

さらに,同年9月には「診療情報の提供等に関する指針」が発表されました。これは,看護師を含む医療従事者個々人が,情報管理,取り扱いに関してどのように行動すべきかの指針を示しています。また,2004年12月には「医療・介護関係事業者

表1-6 看護者の倫理綱領

| | |
|---|---|
| 第1条 | 看護者は，人間の生命，人間としての尊厳及び権利を尊重する |
| 第2条 | 看護者は，国籍，人種，民族，宗教，信条，年齢，性別及び性的指向，社会的地位，経済的状態，ライフスタイル，健康問題の性質にかかわらず，対等となる人々に平等に看護を提供する |
| 第3条 | 看護者は，対象となる人々との間に信頼関係を築き，その信頼関係に基づいて看護を提供する |
| 第4条 | 看護者は，人々の知る権利及び自己決定の権利を尊重し，その権利を擁護する |
| 第5条 | 看護者は，守秘義務を遵守し，個人情報の保護に努めるとともに，これを他者と共有する場合は適切な判断のもとに行う |
| 第6条 | 看護者は，対象となる人々への看護が阻害されているときや危険にさらされているときは，人々を保護し安全を確保する |
| 第7条 | 看護者は，自己の責任と能力を的確に認識し，実施した看護について個人として責任をもつ |
| 第8条 | 看護者は，常に，個人の責任として継続学習による能力の維持・開発に努める |
| 第9条 | 看護者は，他の看護者及び保健医療福祉関係者とともに協働して看護を提供する |
| 第10条 | 看護者は，より質の高い看護を行うために，看護実践，看護管理，看護教育，看護研究の望ましい基準を設定し，実施する |
| 第11条 | 看護者は，研究や実践を通して，専門的知識・技術の創造と開発に努め，看護学の発展に寄与する |
| 第12条 | 看護者は，より質の高い看護を行うために，看護者自身の健康の保持増進に努める |
| 第13条 | 看護者は，社会の人々の信頼を得るように，個人としての品行を常に高く維持する |
| 第14条 | 看護者は，人々がよいよい健康を獲得していくために，環境の問題について社会と責任を共有する |
| 第15条 | 看護者は，専門職組織を通じて，看護の質を高めるための制度の確立に参画し，よりよい社会づくりに貢献する |

〔日本看護協会：看護者の倫理綱領．2003．https://www.nurse.or.jp/nursing/practice/rinri/rinri.html（条文のみを抜粋）2016年12月12日最終アクセス〕

における個人情報の適切な取扱いのためのガイドライン」が公表され，全国の医療機関，団体，医療従事者に遵守が要請されました。日本看護協会の定める看護業務基準の基盤となるものとして「看護者の倫理綱領」（表1-6）が公開されています。これらの法律や指針，ガイドラインは，看護師として就職してから守るというものではなく，看護師を目ざす者であれば当然のこととして厳守するべきものです。

## 2 ›› SNS（Social Networking Service）における個人情報の取り扱い

友人同士，同じ趣味をもつ人同士で，FacebookやLINE，X（旧Twitter）などを

> **カルテとは**
> 
> 医療従事者が行った医療行為の記録は，「診療録（medical record）」，もしくは「カルテ（Karte，ドイツ語）」「チャート（chart，英語）」と呼ばれています。日本では，一般的に「カルテ」と呼ばれることが多いですが，これは明治時代，日本が主にドイツから医学を学んでいたなごりです。

利用している人も多いと思います。スマートフォンなどを用いて手軽に動画撮影や録音が行えるようになり，それらをインターネット上で公開することも増えてきました。SNS（Social Networking Service）の使用においては，個人情報の取り扱いに特に注意する必要があります。

SNSは，大変親しい人同士での「内輪」のネットワークであると同時に，インターネットという全世界に公開されたネットワークです。例えば，「今，受けもっている患者さんが認知症で困っている」と，患者さんに了解を得ずに写真をとり，Facebookに掲載したとします。自分のFacebookのページは友人しかみていないのできっと問題にはならない，などと簡単に思うかもしれません。しかし，患者さんに無断で撮影し，それを公開することは「肖像権の侵害」となりますし，患者さん個人の情報をインターネット上に断りなく投稿することは「プライバシーの侵害」となります。このくらいなら，という自分の尺度での判断は，思わぬ問題へと発展することにもなりかねません。実習施設などで知り得た情報は，どのような内容であっても外部に持ち出さないことが原則だといえます。

## 3 ›› 医療法による記録の記載基準

診察によって明らかとなった病状や，行う検査・手術の説明，さらには今後の治療計画などは，経過も含めてすべて記録されます。それは，患者・家族へより確実に理解をしてもらうためでもありますし，医療従事者間で，患者の経過を共有し，継続した質の高い治療やケアを提供するためでもあります。

病院には毎日，たくさんの患者が訪れ，外来受診をしたり，入院をしたりします。それぞれの患者について，どのような症状に対してこれまでどのような治療やケアが行われたかが不明であると，その人の病状の経過がみえず，次の治療やケアを計画，提供することができません。また，記録が残されていないと，重複した処方や行われるべき治療，ケアの不足など，医療事故にもつながるおそれがあります。患者の命を守るという観点からも，医療従事者は，患者に行った医療行為すべてを記録に残すことが義務付けられているのです。

患者が受けた医療の結果が，その人にとって不利益なものとなった場合，時に医療従事者は医療裁判で追及を受けることもあります。そこでは一番に，医療従事者が書いた記録の内容に焦点が当たります。

　日本看護協会の「看護記録および診療情報の取り扱いに関する指針」には，看護師が看護記録を書かなければいけないこと，およびその記載基準について定められています。看護過程を学ぶうえで，記録の方法，取り扱いも重要となりますので，折に触れ参考にしてください。

#### 文献

- ドロセア E. オレム（著）/小野寺杜紀（訳）：オレム看護論─看護実践における基本概念，第 4 版．医学書院，2005．
- フロレンス・ナイチンゲール（著）/湯槇ます，他（訳）：看護覚え書─看護であること・看護でないこと，第 6 版．現代社，2000．
- 厚生労働省：医療・介護関係事業者における個人情報の適切な取り扱いのためのガイドライン．平成 16 年 12 月 24 日．（平成 22 年 9 月 17 日最終改正）
- 厚生労働省：診療情報の提供等に関する指針．平成 15 年 9 月 12 日．（平成 22 年 9 月 17 日最終改正）
- ルーシー・セーマー（著）/湯槇ます（訳）：フローレンス・ナイティンゲール，改訂新版．メヂカルフレンド社，1974．
- 日本看護協会：看護記録および診療情報の取り扱いに関する指針．2005．
- 日本看護協会：看護の共通言語を構築する─看護実践国際分類（ICNP）/アルファバージョン．インターナショナルナーシングレビュー 20：3（臨時増刊号），1997．
- OECD（経済協力開発機構）：OECD 理事会勧告 8 原則．1980．http://www.soumu.go.jp/main_sosiki/gyoukan/kanri/oecd8198009.html
- ロザリンダ・アルファロ-ルフィーヴァ（著）/江本愛子（監訳）：アルファロ　看護場面のクリティカルシンキング．医学書院，1996．
- ロザリンダ・アルファロ-ルフィーヴァ（著）/本郷久美子（監訳）：基本から学ぶ看護過程と看護診断，第 7 版．医学書院，2012．
- シスター・カリスタ・ロイ（著）/松本光子（監訳）：ザ・ロイ適応看護モデル，第 2 版．医学書院，2010．
- 墨岡亮（監修）：看護職など医療専門職の SNS における個人情報等取り扱いガイドブックⅡ．日本看護学校協議会共済会，2015．
- スティーブン・J・カバナ（著）/数馬恵子，雄西智恵美（訳）：看護モデルを使うⅠ─オレムのセルフケア・モデル．医学書院，1993．
- 高田早苗（編著）：こんなとき臨床で役立つ看護理論─「困った患者さん」のケアがかわる．メディカ出版，2004．
- ヴァージニア・ヘンダーソン（著）/湯槇ます，小玉香津子（訳）：看護の基本となるもの．日本看護協会出版会，2016．

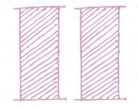

# II

## 看護過程の頭づくり

# 「情報を収集する」とは

　看護過程には、なによりもまず、観察すること、情報収集をすることが大切です。とはいえ、いざ情報収集を！　と言われても、「どのように情報をとればいいのだろう？」「患者情報とはなんだろう？　データとは？」と、さまざまな疑問でいっぱいになっているのではないでしょうか。

　確定診断がついている患者であれば、その疾患に関連している体の部位（臓器や神経など）がどこにあり、どのような働きをする器官なのか、事前に頭に入れておく必要があります。加えて、正常に働いている状態であれば、どれくらいの検査値を示すのか、X線などの画像診断ではどのように現れるのか（基準値・正常画像）を知っておくことも大切なことです。

## 1　観察力を身につける

### 1 ›› 人体の解剖生理を理解する

　外来を受診した患者がドアを開けて診察室に入る、あるいは、入院している患者のもとに訪れる、その時点から観察は始まります。顔色や表情、歩き方、どこかをかばうように押さえていないかなど、看護師1人ひとりの観察力に違いはあれど、体全体をすばやく確認し、なにか変化がないかをとらえます。

　ここで大切なことは、変化をとらえるためにはまず、人の体がどのような構造で、どのように動くのか、そして、それぞれの臓器が体表から見てどの位置にあり、どのようにつながっているのかを理解しておく必要がある、ということです。

　解剖学や生理学を学習する際は、授業構成上、また科目をそれぞれの専門教員が担当する都合上、臓器別あるいは機能別の分類に沿って、各器官をばらばらに学んでいくことが多くなります。解剖生理を理解するうえで、この学び方ももちろん正しいのですが、その一方で、患者の訴えている苦痛や検査結果として表れたさまざまなデータ（情報）と、体の構造とを、どのように関連付けるとよいのかがつかめない、という学生も多くいるようです。

　1つご紹介する方法としては、目で直接見ることのできる体の一番外側（体表）から皮をむいていくように、1層ずつ内側に入り込むようにして、位置関係やつながりを理解するというものです。反対に、体の一番内部（骨格）から順々に、神経、血管、臓器、筋肉……と、上に層を重ねていく、という方法もあります（図2-1）。

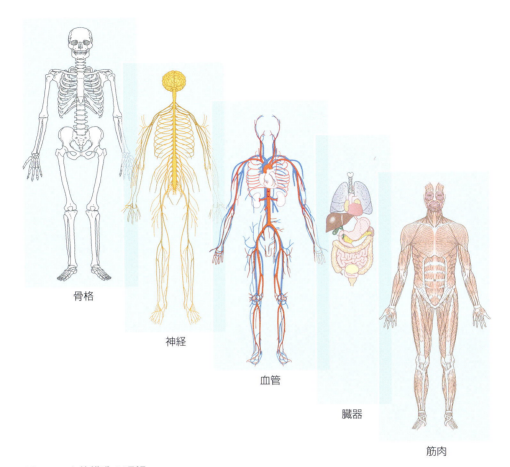

図 2-1　人体構造の理解

## 2 ›› 病態生理を理解する

　病態生理の学習もまた，解剖生理と同様に，臓器別，機能別で行われることが多いと思います。学習はしたけれど，それぞれの疾患で想定される症状と，患者の訴えや検査データとの関連付けがなかなかうまくいかない，という人は，次の腎臓の例に示すようなとらえ方をしてみると，理解が促されるかもしれません。

### ↘ 臓器を理解するポイント

　臓器と疾患の関連を理解するには，大きく3つのポイントがあります。

#### 臓器の構造を理解する

　腎臓には，腎動脈・腎静脈・尿管の3本の管が出入りしています。腎動脈から流れてきた汚れた血液は，腎臓できれいにろ過され腎静脈から出ていきます。この間に，血液中の老廃物は集められて尿となり，尿管を通って膀胱へと運ばれます。

### 臓器の働きを理解する

　腎臓の内部構造は，外側から皮質・髄質・腎盂の3つの部位に分かれています。皮質には，腎動脈から輸入細動脈経由で血液を受ける糸球体があり，それをボウマンのうが取り囲んでいます。ボウマンのう内にこし出された原尿は，それにつながる尿細管を流れる間に体に必要な水や電解質など99％が再吸収され，残りの1％が尿となって排泄されます。

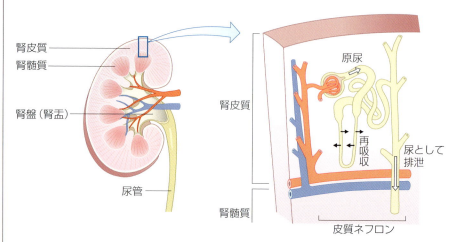

**腎臓の構造としくみ**

### 臓器の人体への貢献度を理解する　腎臓：恒常性の維持に貢献

　暑い日に運動して汗をかくと，血液の濃度が濃くなります。このとき，腎臓は水分の再吸収率を高め，血液の濃度を一定に保つ働きをしています。原尿は1日150～170L産生されますが，最終的に尿として排泄されるのは1日1～2Lです。腎臓は，再吸収される水分量を調節することによって，血液濃度を一定に保つように調整しているのです。

　このような尿細管での水分の再吸収は，脳下垂体から分泌される抗利尿ホルモン（ADH）により調節されています。血液が濃くなるとADHの分泌が増え，尿細管での水分の再吸収量を増加させ，不足した水分を血液に補充します。逆に血液濃度が低下するとADHの分泌は減り，尿細管からの水分の再吸収量も減少して，血液濃度は上昇します。

　このように臓器の構造としくみ，人体への貢献度が理解できると，患者の疾患とそこから想定される症状，または，検査値，患者の訴えとそのデータから考えられる身体状況が結びつきやすくなります。

## 3 » 生理機能の変化をとらえる

　学生に「今朝，自分のウンチや尿の観察をしてきた？」と尋ねると，必ずといってよいほど「なんでそんなことを聞くんですか？」「いやだ！　汚いから観察なんかし

ません。すぐ流してしまいます」という答えが返ってきます。しかし，排泄は体の変化をとらえるうえで，重要な観察ポイントの１つです。

　人体の構造や働きを理解しようとするとき，まずは毎日の自分自身の生理機能の変化を観察することが，大変効果的だと考えます。毎日の排泄がどんな要因で変化するのか，また，自分の日頃の排尿量・排便量を知ることで，教科書に書かれている基準値・異常値とは視覚的にどのくらいか，などに気づくことができます。自分の体の変化への興味は何でもかまいません。髪の毛が○cmくらい伸びたら美容院に行こうと考えるとか，ビタミン剤を飲んだ後は，尿の色の黄色が濃くなる，6時間くらいお手洗いに行っていないときの尿量は300 mLくらい，など…。日々の体の変化を生理学に結びつけることは，ちょっとしたアイデアがあれば可能です。

## 2　情報を収集する

　患者を受けもったら，まずはどこが悪いのか，痛いのか，どうして受診したのかなど，その患者の様子をいろんな角度から観察し，情報を得る必要があります。

　病院や施設それぞれに独自の「患者情報収集用紙(以下，データベースと呼びます)」があり，得られた情報はそこに集約していきます。現在は電子カルテが導入されているところも多く，その場合には最初に「入院時看護データベース」としてコンピュータに入力され，その後は看護計画の立案，実施といった流れに沿って記録が追加されていきます。

### 1 ≫ 主観的情報

　集める情報には，主観的情報と客観的情報の２種類があります。主観的情報は「患者が訴えている言葉や示している情報」であり，客観的情報は，看護師やその他の医療者の観察や検査によって得られた「患者の状態」です。主観的情報は，データベースにSデータ(subjective data)として記述します。

　主観的情報には，患者が今経験している状態を言葉で表現している自覚症状，例えば「足が痛い」「熱っぽい」「だるい」などがあり，これらはすべて患者に話してもらう，すなわち，面接によって収集する必要があります。自分が経験していることをすべて話そうとする人，または，ポツリポツリと断片的に話す人，全く話そうとしない人など，患者によってその表現はさまざまです。主観的情報を集める際には，できる限り，オープンクエスチョンによる面接を心がけましょう(表2-1)。

　患者の主観的情報を表すとき，「倦怠感」「頭重感」「腹満感」などの「〜感」という表現を使いたくなるかもしれません。しかし，この表現には看護師(記録者)の判断

表 2-1　オープンクエスチョンとクローズドクエスチョンの例

| クローズドクエスチョン | オープンクエスチョン |
| --- | --- |
| • ご飯は食べましたか？<br>　▶▶「はい」 | • ごはんはどのくらい食べられましたか？<br>　▶▶「おかずは全部食べたけど，ごはんは半分残した」 |
| • よく眠れましたか？<br>　▶▶「はい」 | • 今朝は何時ごろ目がさめましたか？<br>　▶▶「ぐっすり眠れて，朝6時ごろに起きました」 |
| • 痛みますか？<br>　▶▶「はい」 | • 膝の痛みを例えるとどんな痛みですか？<br>　▶▶「ズキーン，ズキーンと痛くて，一番強い痛みが5だとすると，今は3くらいかな」 |

が含まれているため，用いないようにしましょう。患者の言葉をそのまま記録することが大切です。

また，入院までの経過，あるいは外来受診までの経過も，面接によって収集する主観的情報です。心身に不調をかかえて来院している患者に不要な負担をかけることのないよう，限られた時間のなかで，必要な情報を見落とさずに集めるためには，看護師のコミュニケーション技術が重要な鍵となります。

> **情報収集のポイント**
>
> 　主観的情報を引き出すには，患者さんとの信頼関係を築き，会話を進めるコミュニケーション技術が求められます。相手と目線を合わせ（私はあなたに関心をもっています）という意思を示して質問を投げかけたり，相手が話そうという気持ちになるよう，話し始めたら静かに聞き手に徹する，といった姿勢が重要です。
> 　友人や教員への挨拶に，さらになにか一言付け加える工夫をするなど，日頃から会話への意識づけをしていると，実習や臨床の場面で声を掛けられずに立ちすくむ，ということが少なくなるのではないかと思います。

## 2 ›› 客観的情報

　主観的情報と相反するものが，客観的情報です。観察によって得られた情報，例えば顔色，皮膚の色，患者の歩き方や，食事や排泄の回数，身体診査所見，検査データ，バイタルサインといった測定値などであり，医師からの情報，家族からの情報などもこれに含まれます。客観的情報は，データベースにOデータ(objective data)として記述します。

　看護師自身が観察したそのままを言葉で表現するのですが，「見たままの表現をす

表 2-2　客観的表現の例

- ベッド柵を左手で持ち，端座位から両下肢を床につけている。右手は椅子の背を持ち立ち上がろうとする
- 廊下の手すりを右手で持ち，左足を引きずりながら 1 歩 1 歩ゆっくり歩く

表 2-3　判断がはいった表現

- 「患者は勝手に病棟内を歩きまわっている」
  ➡ 「勝手に」歩いた，とはどのようなことかが不明確
- 「患者の様子は変わりない」
  ➡ いつの状態と比較し，どのように「変わりない」のか不明確

る」ことは，慣れないうちは大変難しいものでもあります。自分以外の医療職が見ても，患者がどのような様子か理解できるような表現を意識するとよいでしょう（表2-2）。

　客観的情報にも，看護師（記録者）の判断は含めません。表2-3の記述は，下線部にそれぞれ看護師の判断や解釈が含まれており，不明瞭な表現となっています。

　「勝手に」は看護師の判断が含まれた表現であり，どのような様子を「勝手に」と表現したかは第三者に伝わりません。看護師は動けない（あるいは動いてはいけない）と判断していても，患者本人は歩けると思い歩いていたのかもしれません。看護師と患者の間で歩かないことを約束しており，それを破ったから，「勝手に」という看護師の感情が含まれた表現になったとも受け止められます。また，「患者の様子は『変わりない』」とは，以前のどんな状態と比較したものかが不明確であり，また，現在がどのような状態であるか記述されていません。記録者とそれを読んだ第三者が，患者の状態を同じようにイメージできるような表現をするよう心掛けましょう。

## 3 ›› POS で使用される主観・客観データ

　主観・客観的情報について理解が進んだところで，POSの説明をしておきましょう。POS とは problem oriented system の略で，「問題志向システム」と訳されます。1973年，日本に導入され，現在，医療施設の多くではこのシステムを用いたカルテ記載が行われています。

　POSのメリットは，1人の患者にかかわる医療職すべてが同じ記載様式で記録を行うことにあります。医師・看護師・薬剤師・栄養サポートチーム（NST；nutrition

表 2-4 看護過程と POS の対比

| 看護過程（思考過程） | POS（問題志向システム） |
|---|---|
| アセスメント | 情報収集（基礎データ） |
| 看護問題（看護診断と表現する場合もある） | 問題点の抽出 |
| 看護計画 | 初期計画 |
| 実践 | 経過記録（SOAP 形式で記載） |
| 評価 | 監査 |

support team)・リハビリテーションチーム・医療ソーシャルワーカー(MSW；medical social worker)など，患者の援助には多くの医療従事者がかかわります。どの職種も問題志向型で統一された記載をすることによって，患者の問題の情報共有ができ，患者・医療者双方に有効な方法だといえます。参考に，看護過程と POS との対比を表 2-4 に示します。POS で記録する場合も，看護過程の流れと同様に考えていくとよいことがわかるでしょう。POS の記録でも必要になるのが，患者の情報（データ）を主観・客観に分けて記載することです。

**情報収集のポイント**

主観的情報を収集する際のポイントは，患者から，できるだけ具体的な表現を引き出すということにあります。例えば，患者が「お腹が痛い」（主観）と訴えたとき，その主訴に関連付けて，より具体的な痛みの表現ができるように促します。

質問 「どのように痛いですか」（表現の仕方をいくつか例示する）
　　…チクチクした，押さえつけられるような，ズシーンとした，キリキリした，鈍い痛み

質問 「何時ごろから痛み始めましたか」「どのくらいの間隔で痛みますか」
　　「周期的ですか」「我慢できる程度ですか」（症状の現れ方，間隔を表現してもらう）

## 3　観察したことを知識と結びつける

### 1 ≫ 発達段階の理解

　観察から得られた情報を整理していく際，先にあげた人体の構造や病態生理の理解と合わせて重要となるのが，発達段階の理解です。人には男性・女性の性差があり，

表 2-5 エリクソンの心理社会的発達理論

| | 年齢 | 発達段階 | 特徴および課題 |
|---|---|---|---|
| I | 0〜1.5 | 乳児期<br>「基本的信頼感」対「不信感」 | ・ニードが満たされるということに対しての自信を発達する<br>・満足, 安全, 価値観の土台が確立する |
| II | 1.5〜3.5 | 幼児期<br>「自律性」対「恥・疑惑」 | ・ニードが継続的に満たされると予測的満足感が生じる |
| III | 3.5〜6 | 前学童期<br>「自発性」対「罪悪感」 | ・日常生活習慣の習得が行われ, 自律を獲得する |
| IV | 6〜11 | 学童期<br>「勤勉性」対「劣等感」 | ・技能と価値は広がり, 学校や近隣を包含する<br>・勤勉に学習することで得られる喜びを見出すことができる |
| V | 11〜18 | 青年期<br>「自己同一性」対「役割の混乱(同一性の拡散)」 | ・「自分は何であるか」を知ること<br>・価値あるものは仲間集団とリーダーである<br>・親密さによって愛する能力を発揮させる<br>・誠実, 友情, 協調ということに価値をおく |
| VI | 18〜35 | 成人期<br>「親密性」対「孤立感」 | ・自立した個人の確立<br>・結婚相手およびその家族と強い情愛深く相互のきずなを築く<br>・伴侶と子どもに対して養育し支え与えることができる |
| VII | 35〜60 | 中年期<br>「生殖性」対「停滞性」 | ・伴侶以外の人々との相互依存, まさかのときは援助するとともに他者に頼ることを学習し, レジャー活動を発達させる<br>・堅固で相互に満足した結婚関係を維持する<br>・次の世代を指導し確立させる<br>・自分と伴侶の年老いた両親の新たな情愛のニードに応じる |
| VIII | 60以上 | 老年期<br>自我の「統合性」対「絶望感」 | ・依存のニードが増すにつれて他者から必要な援助を受け入れる<br>・伴侶の喪失に直面し愛情のニードを増すための資源を開発する<br>・自分の子どもや孫の役割の変化とともに自分らの新しい役割を学ぶ<br>・家族以外との満足すべき関係を見出す |

〔Erikson EH：childhood and society(2nd ed.). Norton, 1963, 松木光子(訳)：ロイ適応看護モデル序説, 原著第2版. p242, へるす出版, 1995 をもとに作成〕

年代に合わせた発達段階・発達課題があります。それぞれの段階や課題については, 発達心理学者であるエリクソン(エリク・H・エリクソン)の心理社会的発達理論(表2-5)や, ハヴィガースト(ロバート・J・ハヴィガースト)の発達課題理論(表2-6)が広く知られていますので, これらを参考にするとよいでしょう。

表 2-6　ハヴィガーストの発達理論（発達課題とその特色）

| 発達段階 | 発達課題 |
|---|---|
| 幼児期<br>0〜5歳 | 1　歩行の学習<br>2　固形の食物を摂取することの学習<br>3　話すことの学習<br>4　排泄の仕方を学ぶ<br>5　性の相違を知り，慎みを学ぶ<br>6　生理的安定を学ぶ<br>7　社会や事物について単純な概念を形成する<br>8　両親や兄弟姉妹や他人と情緒的に結びつく<br>9　善悪の区別の学習と良心を発達させる |
| | 特色　発達課題が身体の成熟に基づくとともに，社会的環境に依存している |
| 児童期<br>6〜12歳 | 1　普通の遊戯に必要な身体的技能の学習<br>2　成長する生活体としての自己に対する健全な態度を養う<br>3　友達と仲良くする<br>4　男子・女子としての社会的役割を学ぶ<br>5　読み・書き・計算の基礎的能力を発達させる<br>6　日常生活に必要な概念を発展させる<br>7　良心・道徳性・価値判断の尺度を発展させる<br>8　人格の独立性を達成させる<br>9　社会の諸機関や諸集団に対する社会的態度を発達させる |
| | 特色　発達課題が学校と関連しており，子ども同士間の経験が発達課題の学習に大きな役割をもつ |
| 青年期<br>13〜17歳 | 1　同年齢の男女との洗練された新しい交際を学ぶ<br>2　男性・女性としての社会的役割を学ぶ<br>3　自分の身体的構造を理解し，身体を有効に使う<br>4　両親や他の大人から情緒的に独立する<br>5　経済的独立をする自信をもつ<br>6　職業を選択し，準備する<br>7　結婚と家庭生活の準備をする<br>8　市民として必要な知識と態度を発達させる<br>9　社会的に責任ある行動を求め，それを成し遂げる<br>10　行動の指針としての価値や倫理体系を学ぶ |
| | 特色　仲間集団における結び付きが家庭や学校よりも強くなり，独立性・人生観を発達させる |
| 壮年初期<br>18〜30歳 | 1　配偶者を選ぶ<br>2　配偶者との生活を学ぶ<br>3　第1子を家庭に加える<br>4　子どもを育てる<br>5　家庭を管理する<br>6　職業に就く<br>7　市民としての責任を負う<br>8　適した社会集団をみつける |
| | 特色　この時期は，生涯のうちで最も個人的で孤独な時期であり，発達段階は他者からの援助なしで達成されなければならない |

（つづく）

表 2-6(つづき)

| 発達段階 | 発達課題 |
|---|---|
| 中年期<br>30〜55 歳 | 1 大人としての社会的・市民的責任を達成する<br>2 一定の経済的生活水準を維持する<br>3 10 歳代の子どもたちが信頼できる幸福な大人になれるように助ける<br>4 大人の余暇活動を充実する<br>5 自分と配偶者とが人間として結び付く<br>6 中年期の生理的変化を受け入れ，それに適応する<br>7 年老いた両親に適応する |
| | 特色　発達段階が身体内部の変化や環境の圧力，各自の価値観や抱負によってその個人に課せられた要求や責任から生ずる |
| 老年期<br>60 歳以上 | 1 肉体的な力と健康の衰退に適応する<br>2 引退と収入の減少に適応する<br>3 配偶者の死に適応する<br>4 自分の年ごろの人々と明るい親密な関係を結ぶ<br>5 社会的・市民的義務を引き受ける<br>6 肉体的な生活を満足に送れるように準備する |
| | 特色　肉体的・知的・経済的限界が明らかになり，発達課題が確実な生活をするといった防衛的な戦略をとる |

〔舟島なをみ：看護のための人間発達学，第 4 版．p.50 医学書院，2011 より引用，一部改変〕

## 2 ›› 積み上げ方式で患者の状態を理解する

　臨地実習開始前には，これから受けもつ患者について事前学習をしておくように指示が出されると思います。そのとき，受けもつ患者の年齢・性別・病名(疾患名)といった情報はあらかじめ示されていることが多いでしょう。看護過程を進めるための第 1 のステップとして，患者の疾患について病態関連図〔構造図・シークエンス(sequence)とも言われます〕を作成します。

　病態関連図は，教科書などを調べてそのまま丸写しにするだけでは意味がありません。直接患者を受けもったときに活用できる形へと整える必要があります。そのため，病態の検査の数値や症状・臓器の生理などを関連図に書き込み，関連性を矢印(→)で結んで示します(図 2-2)。病態関連図に使用する囲みや矢印の種類とその意味は，図 2-3 に示すとおりです。

　また，性別，年齢別の発達段階や発達課題は，病態関連図にすべて書き込む必要はありませんが，予備知識として整理しておきます(図 2-4)。

　事前の学習で作成した病態関連図の上に，情報収集して得られた患者のデータを重ねていきます。このときの工夫として，実際の患者データを記載する際に透明な用紙(例えば OHP 用紙)や透ける付せんなどを使用し，病態関連図を書いた上に貼り付けていくようにします。貼り付けた付せん紙を眺めてみると，うまく結びつかない情報や，病態関連図には記載されているのにまだ得られていない情報に気づくことができ

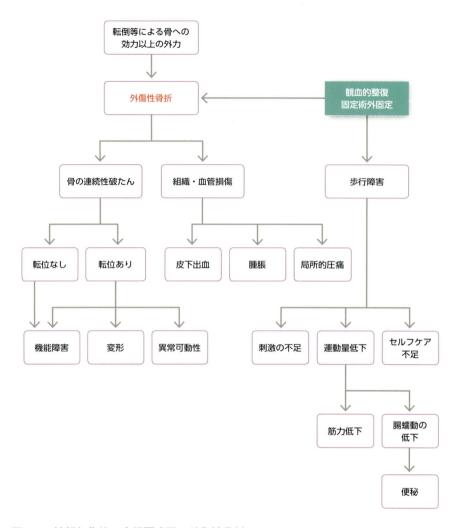

図 2-2 情報収集前の病態関連図：外傷性骨折

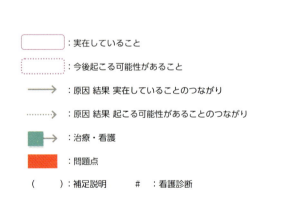

図 2-3 病態関連図に使用する囲みや矢印の種類とその意味

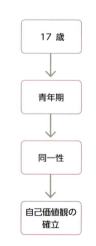

図 2-4 発達段階（ここでは年齢別）

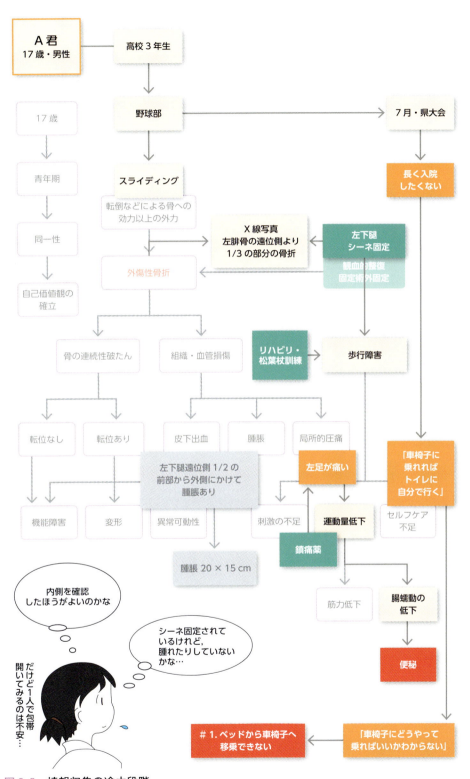

図 2-5　情報収集の途中段階

「情報を収集する」とは

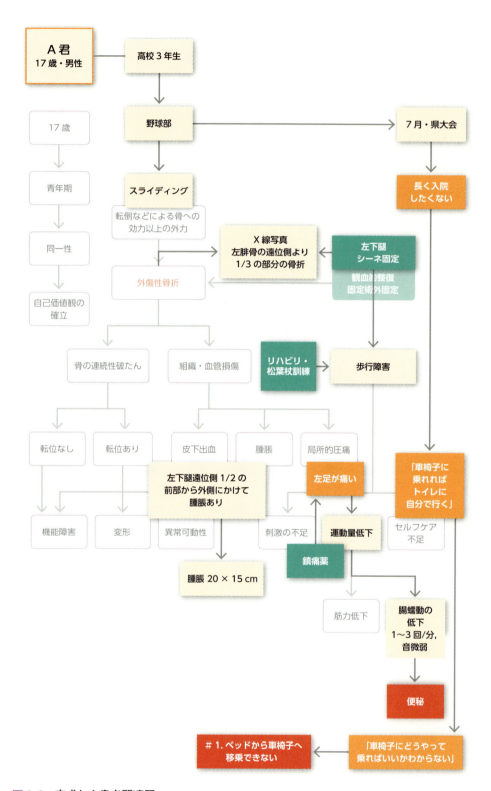

図 2-6　完成した患者関連図

ます。不足している情報や，結びつきが見いだせない情報があると，この後，アセスメントへと進むことができません。その場合には，再度患者のもとを訪ねる，検査値を確認するなどして，情報収集をする必要があります（図2-5）。こうして情報を追加し積み上げていくことにより，受け持ち患者の関連図を完成させることができます（図2-6）。

　病態関連図を作成しても患者に何の問題があるかがみえない場合は，関連図の矢印が途切れてしまう部分に，肝心な根拠となる情報の見落としがあることが多くあります。

### セルフチェック！

病態関連図に情報を追加していくと，患者のデータがうまくつながらない，ということが起きる場合があります。そのときには，次の点を確認します。

**①患者に今現れている症状から作成した病態関連図の矢印をさかのぼる**
- ☐ 診断名まで結びつきますか？
- ☐ 途中で途切れてしまうところはありませんか？

これらを確認しても，まだ矢印がうまく結びつかないときには，次の点を確認します。

**②事前学習で作成した病態関連図が間違っている場合**
- ☐ 解剖生理の教科書を再度確認して，関連を示す矢印の方向を確認しましょう。
- ☐ その病気を発病してしまったと考えられる要因に不足はありませんか？
- ☐ 疾患から起きる特有の症状の不足はありませんか？
- ☐ 種々の検査事項（血液・X線・心電図など）の不足はありませんか？

**③受け持ち患者の関連図の作成が間違っている場合**
- ☐ 情報収集の不足はありませんか？
- ☐ 矢印の結びつけ方に間違いはありませんか？

## 3 ≫ 思考の上り下り

　病態関連図と患者関連図の作成を重要だと述べる理由は，患者1人ひとりにより質の高い看護ケアを提供するうえで，的確なアセスメントが必要だと考えるからです。

　患者の症状は日々微妙に変化していきます。その日，そのときの患者の状態に合わせて，私たちの援助方法や考え方も合わせていく必要があります。また，順調に回復していると思っていても，患者の状態は急に悪化してしまうこともあります。時には，優先させる問題点を柔軟に修正することも必要となります。関連図を用いて，患者に起こりうる状況や考えられる原因とそれぞれの関連性を行きつ戻りつしながら確認することで，優先すべき問題点がどこにあるかを見つけやすくなります。

## 情報の統合

　作成した患者関連図をもとに，情報の統合を行い，患者がかかえている問題点を抽出していきます。このとき，症状や検査データを矢印でつないだ線をたどり，その道筋に沿って文章を作成すると，論理的に記述しやすくなります。

　文章化していく際には，「入院までの経過」「病態生理」「問題」をそれぞれ段落に分けて書くとよいでしょう。

---

**情報収集のポイント**

- 年齢・性別・診断名　　発達段階・発達課題の検討のため最初に書き出します。
- 入院までの経過　　　　患者が体の異変に気づき，病院外来を受診し入院に至った経緯を端的に表現します。
- 病態生理　　　　　　　病態関連図をもとに，病態の説明・患者の症状や検査データを入れて説明します。
- 問題について　　　　　患者のかかえる問題を示し，それを解決するための看護ケアの方向性まで示して書きます。

▶▶ 問題は，原因になっていること，患者の症状を含めて表現します。
▶▶ NANDA-I 看護診断で表現する場合は，診断名の定義を必ず読み，アセスメント内容が定義を表現しているかの確認が必要です。

# 問題解決に向けた思考の流れ

## 1 >> 優先順位の考え方

　情報を統合してみると，患者はたくさんの問題をかかえていることに気がつきます。なかには，看護師の目には見えないものや，患者個人が目標にしたいと思うものも含まれます。それらをとらえながら，問題点の優先度を考えていきます。その際，心理学者マズロー（アブラハム・H・マズロー）の「欲求の階層」（図2-6）を参考に考えていくとよいでしょう。

　優先順位として，まず，最も基本的な，生命の維持に関する欲求（呼吸や飲食，排泄，睡眠など）を満たすことを考えます。人は，空気や水，食物がないと生きていくことができません。呼吸困難の患者には，何よりも呼吸を楽にするケアを優先して行う必要があります。基本的な欲求がすべて満たされているならば，高位の欲求を満たすことを考えます。かかえている問題点がどの層に位置するのかを考えることで，患者が最も必要としている内容が見えてくるのです。

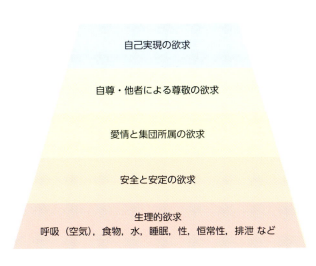

図2-6　マズローによる欲求の階層

## 2 ≫ 患者目標

　患者目標とは，患者自身がどのような状態に回復したいか，その希望を表したものです。看護師は，患者目標に沿って援助計画を立て，目標を達成できるようにケアを実行します。患者目標は，次のような内容を含めて表現しましょう。

> **患者目標**
> **到達期限　いつまでに**
> 　目標を達成するまでの期限を設けます。患者と相談し，できるだけ近い時期，短い期間で考えるとよいでしょう。
> **観察すること　どのような状態となるか**
> 　目標が達成されたかどうか，また，その経過を，できるだけ観察しやすいものを選択します。
> **測定すること　状態の変化がわかる尺度はなにか**
> 　時間や距離，大きさ・色など，状態の変化を表す尺度として何を用いるかを表します。
>
> 例：●月●日までに，ベッドで10分間，端坐位をとることができる
> 　　　到達期限　　　　　　測定すること　　観察すること

　患者目標は，患者自身が実際に達成に向けて行動することでもあります。患者と一緒に相談をしながら，努力すると達成できる程度の目標を設定し，達成に向けて患者をサポートしていくことが最も重要です。

## 3 ≫ 看護計画

　看護計画とは，わたしたち看護師が患者目標を達成できるようにケアを実践するための計画です。看護計画はPOS(問題志向システム)に基づいて，観察・援助・教育の3つの要素が含まれる必要があります。

> **看護計画**
> **OP　(observational plan)観察計画**
> 　患者に対する観察，合併症などの早期発見のための観察を具体的に表現します。
> **TP　(treatment plan)援助計画**
> 　患者に対する援助計画を具体的に表現します。
> **EP　(educational plan)指導・教育計画**
> 　患者・家族に対する具体的な指導・教育を表現します。

　看護計画の記述方法は，第3章でもくわしく説明します。

## 4 ≫ 経過記録

　看護師は毎日のケアを実施するとともに，患者目標が達成できたかどうか記録していきます。POSに準じて，経過記録を記載します。

先に述べたように，情報収集とアセスメント，問題の明確化でしぼりこまれた患者の問題に対して，具体的な患者目標を設定しています。看護計画に沿ってケアを実施した結果，問題に対してどのような成果が出たのかを記載し，次の患者目標，および看護計画へとつなげます。

経過記録の例

| 月日 | # | 主観的情報・客観的情報・アセスメント・計画 SOAP | |
|---|---|---|---|
| 4/10 | 1 | S | 今日は10分やっと腰かけることができたし，めまいはしていないし，なんかスッキリするね。 |
| | | O | ベッド柵を左手でしっかり握り，右手をベッド上に置いて，ゆっくり両足をベッドの端に下ろす。動作は歯を食いしばりながら行う。ふらつきはない。自分で腕時計を見て時間を測定している。端座位直後 P：70，R：26である。10分後は P：60，R：20に下降する。 |
| | | A | 2日間のベッド上安静から初めて端座位になったが，歯を食いしばりながらゆっくり行っている。呼吸・脈拍ともやや促迫気味であったが，10分後は P：60，R：20で，ベッド上安静時に戻る。自分で時計を見て時間を測定しながら行うことができているが，まだ呼吸・脈の乱れがみられるため，この計画を進めていく。 |
| | | P | プランを続行する。 |

以上のような思考過程を繰り返し，最終的な患者の目標の達成に向けてケアを実施し，目標，計画を修正し進めていくことが，看護過程となるのです。

#### 文献

- A・H・マズロー（著）/上田吉一（訳）：人間性の最高価値．誠信書房，1973.
- E・H・エリクソン（著）/仁科弥生（訳）：幼児期と社会1．幼児期と社会2．みすず書房，1977.
- E・ホーネット（著）/松田謙一（訳）：判断力―問題解決の技法．創元社，1971.
- 古橋洋子：患者さんの情報収集ガイドブック，第2版．メヂカルフレンド社，2011.
- 古橋洋子（編著）：NEW実践！ 看護診断を導く情報収集・アセスメント第4版．学研メディカル秀潤社，2013.
- 古橋洋子：NEW実践！ ナースのための看護記録，第3版．学研メディカル秀潤社，2013.
- J・ピアジェ（著）/波多野完治（訳）：知能の心理学．みすず書房，1960.
- ルアン・コロンボ（著）/聖路加看護大学人体研究会（訳）：立体モデル大図鑑 人のからだ．講談社，2005.
- マーグレッタ・マッデン・スタイルズ：看護の共通言語を構築する．インターナショナルナーシングレビュー20：3（臨時増刊号），1997.
- ロザリンダ・アルファロ・ルフィーヴァ（著）/江本愛子（監訳）：アルファロの看護場面のクリティカルシンキング，医学書院，1996.
- ロザリンダ・アルファロ・ルフィーヴァ（著）/本郷久美子（監訳）：基本から学ぶ看護過程と看護診断，第7版．医学書院，2012.

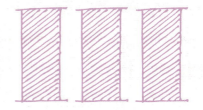

# 思考過程としての看護過程

# 看護過程のステップ

看護過程(nursing process)は，看護学事典によると「看護において，人々の健康にかかわる個別な問題を解決するために用いられる系統的な問題解決技法」とされ，「患者の健康上の問題を明らかにし(アセスメント，診断)，それを解決するために具体的な達成目標を定めた計画を立案・実施し，問題がどの程度解決されたか，どの計画が有効であったかを評価する，といった段階を有し，一連の流れが目標に到達するまで繰り返される」と言われています。また，日本看護科学学会では，看護過程は「看護の知識体系と経験に基づいて，人々の健康上の問題を見極め，最適かつ個別的な看護を提供するための組織的・系統的な看護実践方法の1つであり，看護理論や看護モデルを看護実践へつなぐ方法」とされ，「看護過程の5つのステップ〔アセスメント，看護診断(問題の明確化)，計画立案，実施，評価〕は互いに関連して動的に循環しらせん状に進み，評価に基づいて再び次のアセスメントへとつながる」と言われています(図3-1)。

すなわち，看護過程は看護の対象となる人々の健康上の問題を解決する思考の道筋であると同時に，看護を実践していくための方法といえるのです。以前は，情報収集と問題の明確化が1つの段階で，次いで計画，実施，評価の4段階で示されたこともありましたが，近年では問題の明確化(看護診断)は独立した段階として，5段階で示されることが多くなっています。また，アセスメントは対象の情報を収集する段階と，得た情報を解釈し対象の状態を判断していく段階とがあり，これら2つを別にして6段階で示すこともあります。本書では，「アセスメント」「問題の明確化(看護診断)」「計画」「実施」「評価」の5段階で解説を行います。この5つの段階は，1つひとつ分離しているのではなく，それぞれに重なり合い相互に関係しながら移行し，しかも前の段階までの正確さに影響されます。評価はそれまでのすべての段階に対して行われますが，特に計画の目標達成度に重点がおかれています。

## 1 » アセスメント

第1段階の「アセスメント」は，患者の状態を判断するのに必要な情報を集め，そしてその情報がなぜ起こっているのか，今後どうなるのかを予測し，援助が必要な状態かどうかを考え判断する段階です。

ここではまず，患者の疾患や治療などから，どのような症状がどの程度あるのか，それがあるために日常生活で困っていることはなにかを情報収集することが手掛かり

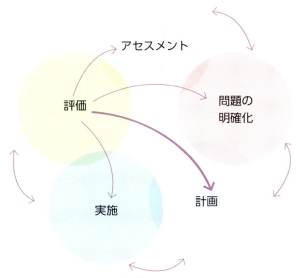

図 3-1　看護過程の5段階

となります。その際，患者の言葉と同時に，表情やしぐさ・姿勢・生理的反応などの観察を合わせて行うことが重要です。例えば，「痛みはない」と患者が話していても，決まった部位をさする動作やときおり眉間にしわを寄せる表情をしていたり，血圧や脈拍数などが上昇していたりと，表情や動作・姿勢・生理的反応などには言葉以上のサインが含まれることがあります。看護師は，患者も気づいていない，あるいは重要視していない生理的反応を，専門的知識や経験に基づいて予見し，意図的に五感を用いて観察し患者の状態を正確に判断する必要があるのです。

## 2 » 問題の明確化

　第2段階の「問題の明確化（看護診断）」は，援助が必要だと判断された，いくつかの情報・事実について，原因と結果の関連性を考えながらつなぎ合わせていき，患者にとってなにが問題になっているかを考えていくプロセスです。この際に，患者が自分でできないことや援助が必要なことなどのすべてを問題にあげるのではなく，どこが根本となる問題になっているかの重要度や，解決が必要な緊急度を考え，解決すべき優先度（マズローによる欲求の階層，p.31）を決めていく必要があります。

## 3 » 計画

　第3段階の「計画」は，まず，明らかにされた問題に対して患者と看護師が協同

して目ざしていく患者目標(期待される結果)と到達期限を設定します。さらに，この患者目標を達成するうえで必要な具体的な看護介入(観察・援助・指導する内容)を考えます。

患者への看護はチームで実施されます。したがって，計画は誰がみても患者に対して同じように援助できるよう個別具体的である必要があります。

### 4 >> 実施

第4段階の「実施」は文字どおり，計画の内容を日々患者に実施していくことです。患者の状態は毎日同じではありません。常に患者の変化をキャッチしながら，援助方法や援助の程度を考えて患者に適用し，到達期限までに患者の状態が患者目標に近づくように援助していきます。

### 5 >> 評価

第5段階の「評価」では，計画した到達期限において患者目標の達成度をもとに，計画の有効性を評価し，計画の継続・変更・解決(終結)について判断します。患者の状態が患者目標に近づいている場合は，計画内の看護介入が少なくなり，最終的には問題の解決にいたります。到達期限はおよそ2週間をめどに患者目標を設定することが多いのですが，入院期間がまだあって，さらに上の段階の目標にステップアップが可能な場合には，次の目標と到達期限を患者とともに再度設定し(図3-2)，計画内容を追加・修正していきます。逆に，計画を日々実施しているのに患者の状態が目標に

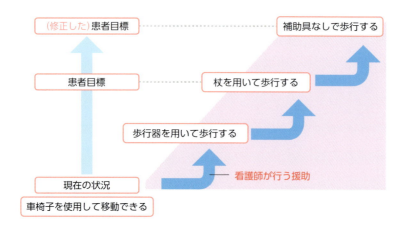

図3-2　問題が歩行障害の場合の目標設定例

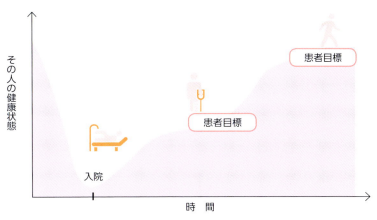

図 3-3　患者目標＝患者の健康（その人らしさ）の回復

近づいていないようなら，その原因を探り，問題・目標・計画内容の見直しを行う必要があります。

　このように，「評価」するためには患者の現在の状態を情報収集し，その情報を解釈・判断し，必要であれば問題や計画の見直し，さらに計画を実施，評価する，というプロセスが繰り返されます。これを患者の側面からみると，看護を受けながら患者の問題が日々解決され，患者にとってのよりよい健康状態，その人らしさを取り戻していく過程であるといえるでしょう（図 3-3）。

　ここからは，看護過程の各段階を具体的にみていきましょう。

## 1　アセスメント

　アセスメント（assessment）は査定，評価，判断を行うことを意味します。看護大事典によると，アセスメントは「看護診断を確立する過程においては，患者の問題を系統的に把握し，評価・査定すること。病状や病気あるいは状況の経過についての患者の主観的な訴えと臨床検査や身体診査・病歴などから得られた客観的データをもとに，疾病やその状況について評価・査定を行うこと」とあります。つまりアセスメントには，患者の情報を収集することと，その情報の意味を考え，状態を評価することが含まれているのです。

## 1 情報の収集

　看護は観察に始まり観察に終わるといわれます。観察することは，相手をよく知るということでもあります。例えば体温を測定した際，腋窩温で37.6℃あったとしたら，「熱がある」と判断して体を冷やす援助を実施するでしょうか。体温調節を学んだ学生のみなさんはご存知だと思いますが，答えは「否」です。体温計による測定値だけで判断するのではなく，体温上昇時の悪寒戦慄はないか，体温下降時の発汗や顔面紅潮はないのかなどの身体症状を観察し，それらの情報を総合して現状の患者の状態を判断する必要があります。体温が37.6℃で悪寒戦慄がある際には体を温める援助をしなければならないのに対して，体温が37.6℃で顔面紅潮を伴う際には体を冷やす援助が必要です。

　このように，患者の身体をふく，食事を介助する，採血をするといった，どんな援助の際にも，そのときの患者の病状や身体の状態を知らなければ，患者にとって適した援助にはならず，場合によっては患者に危険を与えてしまうことにもなりかねません。看護過程の最初の段階は，患者を知るために面接（インタビュー）や観察，身体診査という技術を用いて情報（事実）を収集することです。情報収集は患者に最初に出会ったときから始まっており，退院するまで連続的に行われます。

　それでは，どのような情報源から，どのような方法で患者の健康状態についての情報を集めるのかをみてみましょう。

### 1 ≫ 情報源

　患者への看護に必要な情報を収集する情報源として，まず患者本人が最も重要です。また，患者がなにかしらの理由でコミュニケーションが困難な場合や小児の場合などは，患者を取り巻く家族や患者を支える周辺の人々からも必要に応じて情報を得る必要があります。

　さらに，医師，理学療法士，栄養士などほかの医療従事者からの情報も重要です。カンファレンスなどで医療従事者が集まって情報交換されることもありますが，記録物を通して情報を伝達することもあります。患者の情報が記述される記録物としては，診療記録，看護記録，臨床検査結果，前回の入院記録，他施設からの紹介状や看護サマリー（看護要約）などがあります。患者を理解し，よりよい援助を行うためには，あらゆる情報源を効果的に利用するとよいでしょう。しかし，他者の目を通して記述された情報をうのみにするのではなく，自分の目で直接患者の状態を確認することが，なによりも患者理解が深まることにつながります。同様に検査結果から出現していると予測される症状についても，患者を観察・問診することで，必要な援助がみえ

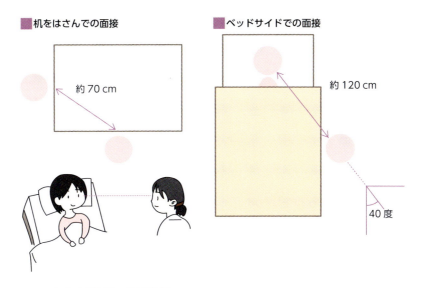

図 3-4　患者-看護師の位置関係

てくることもあります。例えば，総たんぱくやアルブミン値が低下している場合，食事摂取量はどうか，体重減少はないか，栄養状態を低下させる原因はないか，この状態が続いたら褥瘡発生のおそれがあるので，体位変換を頻回にしなければならないなど，検査が示す値と患者の状況を総合的に判断することが大事です。

## 2 » 情報収集の方法

　患者の情報収集は，一般的に面接(interview：問診)，身体診査(physical examination)，観察(observation)を通して行われます。患者から正確な情報を得るためには，看護師は患者との信頼関係を築く必要があります。まず，患者が安心して話せる環境と看護師の態度が重要です。面接時の環境はプライバシーが守られることが前提条件となります。患者との位置や距離も重要で，机の角をはさんだ二辺で70cm程度距離をおくと話しやすいとされています。ベッドサイドでの面接の場合は，患者の体軸から40度外側，顔面から120cm程度離れた位置が最も適切とされます。また，可能な限り目の高さを合わせるようにするとよいでしょう(図3-4)。

　面接の前に，可能ならば看護師は患者の診療記録などを読んで概略を知り，記述内容と重複した質問を省いたり，告知などについては医療者間で統一した対応をとるように心がけましょう。患者が看護師にいだく第一印象は，その後に続く患者-看護師間の信頼関係に影響を与えます。看護師は自己紹介をして，看護師の役割と，この面接における情報収集の目的(今後の援助を考えるためにお話をうかがいたい)，時間は

どの程度必要か，現在それが可能か，などを確認したうえで面接を実施します。まずは今回入院となった経緯について確認し，基本的には患者の訴えを傾聴し，患者の考えや感情を把握します。ただし，すべての患者が感じていることを適切に表現できるわけではないので，時には看護師から意図的な面接を行って必要な情報を得ることも必要になります。面接の終了段階では，要点を繰り返したあと，「〇〇さんのケアを計画するにあたって，看護師に知ってもらいたいことがありますか」などと質問すると患者からの情報を補足する機会となります。

### 3 ›› 主観的情報と客観的情報

面接によって得られた患者の話し言葉による情報は主観的情報(subjective data)といい，看護師の判断を含めず，患者の話した内容をできるだけ省略せずにありのままに，Sデータ(S：)として「　」(かぎかっこ)をつけて記述します。

身体診査は，視診・触診・打診・聴診の技術を使って，患者から面接で得た情報を裏付ける身体症状を明らかにし，ケア計画を立てるのに役立つ系統的な情報収集方法です。身体診査は観察に含まれることもありますが，五感に加えて聴診器やペンライト，角度計などの測定器具を用い，専門的な診査技術が必要とされます。観察はどのような場面でも行われますが，患者を単にみるのではなく，患者に関心を寄せ，看護師の視覚・聴覚・触覚・嗅覚(味覚はまれ)などの身体感覚をフルに活用して情報を得ることをいいます。身体診査や観察から得られた情報は客観的情報(objective data)といい，看護師の価値観で判断せず，事実をありのままに，数値であらわせるものはできるだけ数量化してOデータ(O：)として記述します。

客観的情報は主観的情報を裏付けるものです。「食欲がない」という患者の訴えに対して，食事の場面を観察し，食べているときの様子や食事摂取量を実際に見ることが必要です。逆に，主観的情報が，客観的情報を裏付けることもあります。血圧が92/60 mmHgという客観的情報から異常とすぐに判断するのではなく，患者の普段の血圧値がどうなのかを本人に確認し，「いつも低めです」という主観的情報があれば，すぐに対応する必要はないということもあります。主観的情報を裏付ける客観的情報，客観的情報を裏付ける主観的情報と双方の情報を得ることで，情報はより正確なものになります。

### 4 ›› 看護に必要な情報の見極め

数多くの情報のなかから，患者の日常性や標準・基準からの逸脱により，援助を必要としていることはなにかを常に考えながら情報収集を行っていきます。後述する記

録(データベース)の枠組みは,すべての患者に共通する看護の視点が示されています。記録はすべて埋めることが目的ではなく,その患者に必要な援助を考えるためのものです。情報収集に際しては,「利用目的を特定し,患者及び情報提供者に明示し,情報提供を拒むことができることを説明する。また明示した利用目的に無関係な情報収集は行わない」「不必要な情報収集や個人的理由による情報へのアクセスをしてはならない」と指摘されています(日本看護協会, 2007)。したがって,記録の枠組みにある項目をすべて情報収集するのではなく,その患者の援助に必要なデータはなにかを常に考え,情報収集することが近年ますます重要となっているのです。

## 2 情報の分類

### 1 >> 看護の視点(理論的枠組み)

米国看護師協会(American Nurses Association:ANA)の看護の定義では,「看護とは実在または潜在する健康問題に対する人間の反応を診断し治療することである。」"Nursing is the diagnosis and treatment of human responses to actual or potential health problems."(ANA, 1980)といわれています。医師は患者の健康問題そのものを診断し治療しますが,看護師は健康問題に対する人間の反応を診断(問題の明確化)し治療(援助または看護)します。つまり,看護師が看護の対象とするのは,健康問題から生じる患者の身体的・精神的・社会的な反応(現象)です。疾病による身体的な変化だけに目を向けるのではなく,入院や疾病に関連した不安,疾病による社会的役割の中断などにも着目し,必要な情報を集め,援助していかなければなりません。

さまざまな看護理論には,その理論に基づいた看護の視点があり,それに基づいたアセスメントの枠組みがあります。看護理論に基づいたアセスメントの枠組みとして,第1章でも触れた,ヘンダーソンの基本的看護の構成要素14項目に基づいた枠組み,オレムのセルフケア理論に基づいた枠組み,ロイの適応理論に基づいた枠組みなどがあります(表3-1)。

また,看護診断名を使用するのであればゴードン(マージョリー・ゴードン)の11の機能的健康パターンやNANDA-I分類法の13領域の枠組みを使用するとよいでしょう(表3-2)。ゴードンは,看護アセスメントとは情報収集過程であり,人や家族,または地域社会の健康状態の評価であるとし,看護診断を導くためのデータベースとして人間の機能面に焦点をあて,11の機能的健康パターンという情報の枠組みを開発しました。NANDA-I分類法は,ゴードンの考え方に基づいて開発され,その枠組みは看護師が看護診断を分類法内で探し出す際に役立つようになっています。

表3-1 ヘンダーソン，オレム，ロイの看護の視点（枠組み）

| ヘンダーソンの基本的看護の構成要素 | オレムのセルフケア要件 | ロイの4つの適応様式 |
|---|---|---|
| 1 患者の呼吸を助ける<br>2 患者の飲食を助ける<br>3 患者の排泄を助ける<br>4 歩行時および坐位，臥位に際して，患者が望ましい姿勢を保持するように助ける。また，患者がひとつの体位からほかの体位へと身体を動かすのを助ける<br>5 患者の休息と睡眠を助ける<br>6 患者が衣服を選択し，着たり脱いだりするのを助ける<br>7 患者が体温を正常範囲内に保つのを助ける<br>8 患者が身体を清潔に保ち，身だしなみよく，また皮膚を保護するのを助ける<br>9 患者が環境の危険を避けるのを助ける。また感染や暴行など，特定の患者がもたらすかもしれない危険から他の者を守る<br>10 患者が他者に意思を伝達し，自分の欲求や気持ちを表現するのを助ける<br>11 患者が自分の信仰を実践する，あるいは自分の善悪の考え方に従って行動するのを助ける<br>12 患者の生産的な活動あるいは職業を助ける<br>13 患者のレクリエーション活動を助ける<br>14 患者が学習するのを助ける | A 普遍的セルフケア要件<br>1 空気を十分に取り入れていくこと<br>2 水分を十分に取り入れていくこと<br>3 食物を十分に取り入れていくこと<br>4 排泄の過程と排泄物に関するケアを行うこと<br>5 活動と休息のバランスを保つこと<br>6 孤独と社会的交わりのバランスを保つこと<br>7 生命や人間としての機能遂行，人間としての幸福に対する危険を防止すること<br>8 人間の潜在能力や既に知られている人間の限界，そして正常でありたいという願望（正常希求）と調和した，社会集団内での人間としての機能を増進させ，発達を促すこと<br>B 発達的セルフケア要件<br>C 健康逸脱によるセルフケア要件 | 1 生理的様式<br>　5つの基本的ニード（酸素，栄養，排泄，活動と休息，防御）<br>　4つの過程（感覚，水と電解質，神経機能，内分泌機能）<br>2 自己概念様式<br>　身体的自己（身体感覚，ボディイメージ），人格的自己（道徳的・霊的自己，自己理想，自己一貫性など）<br>3 役割機能様式<br>　1次的役割：年齢，性別，発達段階によって決定される役割<br>　2次的役割：発達段階と1次的役割に伴う課題を達成するための役割<br>　3次的役割：一時的で自由に選択できる役割<br>4 相互依存様式<br>・重要他者とサポートシステムの特定<br>・関係における愛や尊敬，価値観を受ける行動と与える行動のアセスメント<br>・病気や健康を増進する必要性が生じたことによってバランスが，どのように変化しているか，どうとらえているかなどのアセスメント |

　各医療施設や教育機関で使用するデータベースは，その機関の看護の理念や特徴から対象をどのような視点からとらえるかを考慮して，理論に基づいて作成されています。患者が入院，または受け持ちとなったら，今回入院の原因となった病名，主訴，入院までの経過，医師からの説明に対する認識などの健康認識について患者に確認し，次いで病状からくる生活への影響を確認するとよいでしょう。データベースは患

表 3-2 ゴードンと NANDA-I の枠組み

| ゴードンの 11 の機能的健康パターン | NANDA-I 分類法 II |
|---|---|
| 1 健康知覚-健康管理パターン | 領域 1 ヘルスプロモーション |
| 2 栄養-代謝パターン | 領域 2 栄養 |
| 3 排泄パターン | 領域 3 排泄と交換 |
| 4 活動-運動パターン | 領域 4 活動/休息 |
| 5 睡眠-休息パターン | 領域 5 知覚/認知 |
| 6 認知-知覚パターン | 領域 6 自己知覚 |
| 7 自己知覚-自己概念パターン | 領域 7 役割関係 |
| 8 役割-関係パターン | 領域 8 セクシュアリティ |
| 9 セクシュアリティ-生殖パターン | 領域 9 コーピング/ストレス耐性 |
| 10 コーピング-ストレス耐性パターン | 領域 10 生活原理 |
| 11 価値-信念パターン | 領域 11 安全/防御 |
| | 領域 12 安楽 |
| | 領域 13 成長/発達 |

者に看護を行う際の視点ですので，看護師が看護の必要性の有無を考えながら必要な情報収集を行い，患者から得た情報を整理していきます。得た情報は，看護師の考えを含めずに事実をありのままに記述するよう心がけましょう。

## 2 ›› 情報の整理に用いるツールとその使い方

　情報収集する際は，事前に患者の疾患について病態関連図を作成しておくと，どんな情報を得る必要があるのか，実際の患者の病状はどのようなのかを判断する手助けとなります。関連図は，病状や患者情報の関連をとらえるために情報の構造を図に示したものです。関連図には，疾患の原因や症状（検査データ），治療（使用薬剤）などの構造を示した病態関連図と，実際の患者の情報をも含めた患者関連図の 2 種類があります。

　事前に作成した病態関連図の上に患者から得た実際の情報を追加して記述することで，疾患に必要な患者の情報を見逃すことが少なくなります。また，病態関連図に記述されていない情報でも，データベース中の患者の気がかりな情報については，患者関連図のなかに情報を入れていくことで，身体的側面だけでなく心理社会的な側面も把握することが可能になります。

## 3　患者関連図の作成：病態関連図に基づいた患者情報の整理

　17 歳高校生 A 君，外傷性骨折（左腓骨骨折）が，受け持ち患者となったとしましょう。まず，17 歳の発達課題と外傷性骨折についての病態生理や治療，看護について

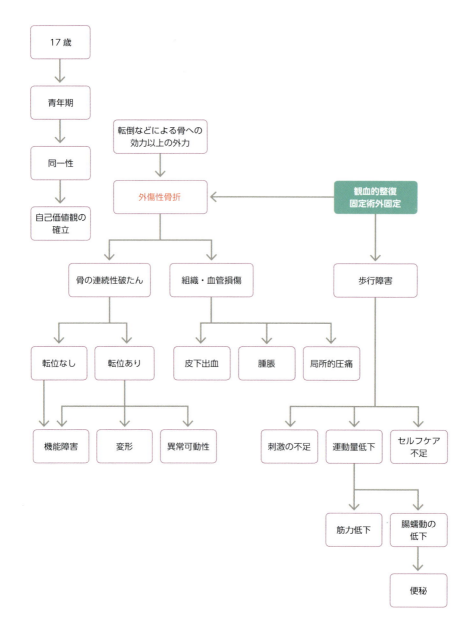

図3-5 病態関連図：外傷性骨折，17歳

事前学習を行い，一般的な病態関連図を作成します（図3-5）。病態関連図は，原因と結果の因果を考え，矢印の種類とその意味を考えながら線を結んでいきます（図2-3，p.26）。ただし，治療に関しては，その治療がなにに対して行っているのかに向かって矢印を描きます。

この病態関連図の作成から，骨折の症状と，骨折や治療による生活への影響の観察

が必要であることがわかります。また，患者にとって生活への影響とは，「活動」「排泄」「安楽」の領域に焦点があたるのではないかと推測して情報収集にのぞむと，必要な情報が取りやすくなります。

続いて患者や医療者，カルテなどから下記のような情報を得たとします。

> **得られた情報の統合**
>
> **活動**
> O：X線画像で左腓骨の遠位側より1/3の部位の骨折が認められる。
> O：左下腿遠位側1/2の前部から外側に，20×15cmの腫脹あり。左下腿シーネ固定，リハビリで松葉杖歩行訓練。病棟内の移乗は介助，移動は車椅子（診療記録より）。
> S：患者からの情報：「部活（野球部）でスライディングしたときにキャッチャーとぶつかって骨折した。7月に県大会があるので，長く入院したくない」（車椅子への移乗時）「どう（車椅子に）乗ればよいのかわからない」「車椅子に乗れれば自分でトイレに行きたい」
>
> **排泄**
> O：普段は排便1回/日，排尿5〜6回/日。最終排便は入院前日。昨日の午後に入院した後排便なし（看護記録より）。
>
> **安楽**
> S：「骨折した足は動くと痛いときはあるけれど，薬を飲んでいるからいまはだいぶ楽になった」

得られた患者の情報を，先に作成した病態関連図の上に付せんなどを用いて重ねていき，A君の情報を入れ込んだ「A君の患者関連図」を作成します（図3-6）。

A君の患者関連図を作成する意図は，現状から今の患者の問題を抽出することです。そのためには，情報収集して得たデータが，それぞれどのように関連しているかを構造的に示すことが重要になります。しっかりと構造が描かれていれば，情報の線をたどることで統合が可能になります。逆に，データをたどっても説明がつかない場合は，情報が抜けているか，線のつながりが間違っていることになります。

また，図3-6では「筋力低下」「腸蠕動の低下」が記入されていますが，ここにMMT（徒手筋力テスト）の測定値や腸蠕動音など，測定した実測値を加えることで，A君の現状，すなわち本当に筋力の低下があるのか，腸蠕動の低下があるのかがより明確になります。

## 4 情報の分析と統合（統合アセスメント）

続いて行うのは，情報の分析と統合です。ここまでに得られた情報について，患者のニーズが満たされているか否かを判断していきます。

例えば，A君とのやりとりのなかで，「排便が3日間ない」という情報が得られたとします。このとき「3日間排便がないため腹部マッサージを行う」など，情報に対

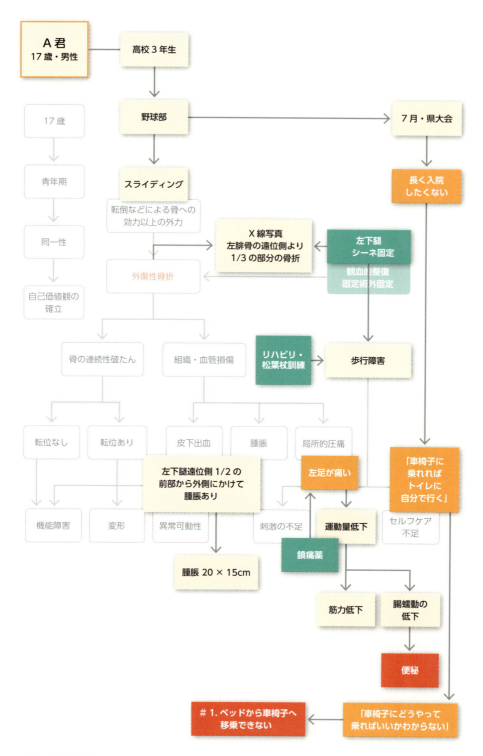

図 3-6　A君の患者関連図

表 3-3　S・O 情報とアセスメント

| | S・O 情報 | アセスメント |
|---|---|---|
| S | 「排便が 3 日間ない」「入院前は毎日排便があった」 | 腸蠕動の動きが 3〜4 回/分，音の性質も弱いことから，便の腸での停滞時間が延びていることが考えられる。また尿比重が 1.030 と高く，色調，尿量からも水分不足が考えられる（ 分析 原因を考える）<br>このまま排便障害が続くことで習慣化してしまうため（ 推測 今後起こりうることを予測する），水分摂取と自然排便への援助が必要である（ 判断 自分の考えを決める） |
| O | 腸蠕動音 3〜4 回/分，微弱。左下腹部に鉛筆様の固いものが触れる。尿量 1,000 mL/日，比重 1.030，濃い麦わら色 | |

する援助と周辺情報を統合し，なぜその状況が起こっているかの原因をさぐり（分析），今後起こり得ることを考え（推測），そのうえで，援助の方向性を決める（判断）ことが重要になります（表 3-3）。

そこで，作成した A 君の患者関連図をもとに，情報を統合し，A 君の現在の状態と抱えている問題を文章で記述します。これが，統合アセスメントです。

### 統合アセスメントの標準的な書き方

文章でまとめる際は，3 つの段落を意識して書くとわかりやすくなります。
第 1 段落には，年齢・性別・病名を書き，入院まで（受けもつまで）の経過を要約して記述します。
第 2 段落には，事前学習の病態関連図（図 3-5，p.46）をいかして，現状における患者の病態生理を記述します。このとき，病態に関連する患者の生体検査や血液検査などのデータを入れて 3〜4 行で要約して書くとよいでしょう。
第 3 段落には，患者関連図から問題になりうる患者の反応を記述します。その際に看護診断を用いる場合は，看護診断の定義・関連因子（危険因子）を説明できるデータ，それを証明する診断指標の内容が文中に含まれる必要があります。

先ほどのA君の例では，次のような文章にまとめられます（統合アセスメント）。

> A氏，17歳（高校3年生），男性。野球部で部活動中，スライディングした際にキャッチャーと接触し，左腓骨骨折を受傷した。入院後，左下腿シーネ固定を施行し，受傷後2日目である。 ― 年齢，性別，病名　入院までの経過
>
> 外傷性骨折は外力によって骨の連続性が破綻した状態で，機能障害，変形，異常可動が起こる。また，骨折とともに周辺組織や血管が損傷されるため，出血，疼痛，腫脹が起こる。受傷後の骨の転位によって，観血的整復固定術や外固定が行われる。A氏は骨折後2日目で左下腿をシーネ固定している。 ― 現在の患者の病態生理
>
> A氏は現在歩行障害があり，リハビリにて松葉杖での歩行訓練を実施している。病棟内での移乗は介助，車椅子にて移動を行っている。「車椅子に乗れればトイレに自分で行く」「車椅子にどうやって乗ればよいのかわからない」と車椅子への移乗ができないことを訴えている。また，歩行障害による運動量の低下からか，普段は毎日あった排便が，受傷後3日間排便がない状態である。腸蠕動は3〜4回/分で音の性質も弱く，便の腸内停滞時間の延長が考えられる。尿比重は1.030と高く，色調，尿量からも水分不足が考えられる。このまま排便障害が続くと習慣化してしまうため，水分摂取と自然排便への援助が必要である。 ― 問題になりうる患者の反応

## 2　問題の明確化

　患者の情報を入れ込んだ患者関連図を作成し，それを文章化した統合アセスメントを記述していくと，患者におきている問題がみえてきます。浮かび上がったいくつかの問題のどこに焦点をあてるかを考えて，解決すべき問題を明らかにしていく，この過程が<u>問題の明確化</u>です。

### 1　優先順位の考え方

　先ほどの事例では，作成した「A君の患者関連図」から，A君にとって解決したい内容として「歩行障害」「車椅子への移乗能力障害」と「便秘」があげられました。問題をあげる際にはこれらすべてを問題とするのではなく，それらの因果関係（原因と結果）や看護で関わる範疇を考えていきます。A君は左腓骨骨折による歩行障害はありますが，病棟において，移乗は介助で車椅子移動を行う状態です。現段階で看護として関わるのは，車椅子への移乗をスムーズに行うこと，となるでしょう。また，車椅子への移乗ができれば，トイレへの移動が自立に向かい，水分補給も積極的に行われ徐々に便秘も改善されると考えられます。したがって，優先順位として，車椅子

への移乗能力障害が先に解決すべき問題であり，次が便秘であると考えられます。しかし，A君の便秘の訴えが今よりもっと強いものであれば，便秘が優先順位1位になる可能性もあります。

　優先順位を決める際の考え方として，マズローの欲求の階層（図2-6，p.31）や患者の訴え，医療的な重要度や緊急度を考慮するとよいでしょう。マズローの欲求の階層は，生理的欲求，安全と安定の欲求，愛情と集団所属の欲求，自尊・他者による尊敬の欲求，自己実現の欲求があり，基本的欲求を満たすことが優先されるという説です。A君のように入院によって日常生活行動が自力でできない場合には，生理的欲求をまずはしっかりと整えていく必要があります。

## 2　看護診断名を用いて問題を記述する方法

　患者が抱える問題はかつて，看護計画を作成する看護師個人が自分の考えで命名してきました。例えば，「血糖コントロールがつかずイライラしている」「食事制限が守られない」「術後合併症をおこす恐れがある」などです。しかし，患者の問題を看護師がバラバラに表現していては，その後に続く患者目標，援助計画も看護師個人の考えで表現することになり，その表現の仕方によっては看護師間で異なった解釈をしてしまうことにつながります。患者が抱える問題はすべての看護者が共通の認識をもてるよう記述する必要があるのです。

> **看護診断名を使用する**
>
> 　看護診断の開発は1973年，看護師が解決する問題をあらわす共通言語として，北米看護診断協会（North American Nursing Diagnosis Association）ではじまりました。世界中の看護師が看護診断名を聞けば，患者がどんな状態にあるかをイメージでき，必要な援助が導けるものを目ざして開発が続けられています。
> 　看護診断名を使用する際には，統合アセスメントで記述した患者の状態と看護診断の定義が合致しており，関連因子または危険因子や診断指標が統合アセスメントの内容に含まれている必要があります。
> 　看護診断のタイプは，問題焦点型，ヘルスプロモーション型，リスク型，シンドロームの4種類です（表3-4）。問題焦点型は，現在すでにおきている問題であり，そのため問題の原因や証拠である症状・徴候が存在しています。ヘルスプロモーション型は，今以上に安寧を増大させ，人間に可能な限りの健康を実現させたいという願望に動機づけられた行動です。リスク型はまだ実際には発生していない潜在的な問題で，原因となり得る危険因子が存在しますが，徴候である診断指標はまだ存在していません。シンドロームは，複数同時におきる問題のため，関連因子により原因の証明が必要になります。

表 3-4 看護診断のタイプと記述内容

| 看護診断のタイプ | 記載内容 | 書き方 |
|---|---|---|
| 問題焦点型 | 関連因子<br>看護診断<br>診断指標 | [　　　](関連因子)に関連した[　　　](看護診断),<br>[　　　](症状・徴候/診断指標)によって明らか。 |
| ヘルスプロモーション型 | 看護診断<br>診断指標 | [　　　]促進準備状態(看護診断), [　　　](症状・徴候/診断指標)によって明らか。 |
| リスク型 | 危険因子<br>看護診断 | [　　　](危険因子)に関連した, [　　　]リスク状態(看護診断)。 |
| シンドローム | 関連因子<br>看護診断<br>診断指標 | [　　　](関連因子)に関連した, [　　　](看護診断), [　　　](症状・徴候/診断指標)によって明らか。 |

[　　]に該当する内容を記入していく(電子カルテの場合は該当するものを選択)

　A君の事例では,「移乗能力障害」は実際にある問題なので,原因となる関連因子と症状や徴候である診断指標とあわせて3部構成で記述されます。A君の「移乗能力障害」の原因は「車椅子にどうやって乗ればよいのかわからない」という訴えから,関連因子は「移乗技術についての知識不足」が考えられ,問題の徴候としての診断指標は「ベッドから(車)椅子への移乗が困難」となります。したがって,看護診断名を用いて問題を表現すると「#1　移乗技術についての知識不足に関連した移乗能力障害,ベッドから(車)椅子への移乗が困難により明らか」となります。

　「便秘」についても同様に,現に存在する問題焦点型看護診断であり,3部構成での記述となります。「便秘」の原因(関連因子)は「身体可動性障害」であり,症状としてある診断指標は,普段は毎日あるのに今は3日に1回という「週3回未満の排便」で示されます。したがって,「#2　身体可動性障害に関連した便秘,週3回未満の排便により明らか」と記述します。

## 3　看護計画

　看護計画は,問題を解決するための計画・介入の方法を記述したものです。看護師は患者入院後できるだけ早く,看護計画を立案することが望ましいといわれています。看護計画の立案には,まずそれぞれの問題に対して,患者目標(期待される結果)が設定され,次に,その目標を到達するための具体的な看護介入方法を考えていきます。

# 1 患者目標（期待される結果）の設定

　患者目標は，それぞれの問題ごとに設定され，看護介入によって期待される患者の望ましい状態を示すものです。看護介入の結果として，問題（または現在ある症状や徴候）がどのような状態となることが望ましいか，問題を引きおこしている関連因子や危険因子がどのような状態になることが望ましいかを患者とともに設定します。患者が，いつまでに，どんな状態に，どの程度，なにを行うか・期待するかを，具体的に記述していきます。患者自らによる目標設定が困難な場合は，家族や患者のキーパーソンとともに設定します。目標を患者・家族と一緒に考えることで，患者・家族が主体的に健康回復に参加できるようになるのです。

　患者目標は，患者自身の到達目標ですので，目標を記述する際の主語は患者となります。看護師が主語となる看護目標とは異なるため，注意が必要です（看護師の目標ではありません）。患者目標には，到達期限を明示し，観察が可能で測定できる目標表現（表3-5）にすることで，達成度を評価することが容易になります。

　A君の場合，「移乗能力障害」「便秘」の問題について，それぞれ徴候や関連因子から患者目標はたとえば表3-6のように設定されますが，期限・内容についてはA君と相談しながら決定していきます。A君の場合，上記の患者目標が達成されると，問題は解決されます。しかし，たとえば歩行障害のように，はじめはリハビリ室で歩行器を用いて「短い距離（たとえばリハビリ室を2周）を歩く」ことから始まって，病棟内でトイレへの歩行器歩行往復，次は杖歩行で病棟内歩行と，目標設定を段階的にする場合もあります。この場合も，いつまでにどの段階の目標にするかを患者やほかの医療スタッフとともに設定します。

表3-5 測定を可能にする代表的な動詞

| 認知領域 | 情意領域 | 精神運動領域 |
|---|---|---|
| 列挙する<br>述べる<br>説明する<br>分類する<br>比較する<br>選択する<br>使用する<br>適用する<br>評価する | たずねる<br>示す<br>見せる<br>始める<br>参加する<br>反応する<br>応える | 模倣する<br>工夫する<br>実施する<br>行う<br>操作する<br>動かす<br>触れる<br>調べる<br>測定する |

表3-6 患者目標（期待される結果）の明確化

| | | | 患者目標 |
|---|---|---|---|
| #1<br>移乗能力障害 | 徴候 | ベッドから（車）椅子への移乗が困難 | ○月○日までに，看護者見守りのもと，ベッドから（車）椅子への移乗が自力でできる |
| | 関連因子 | 移乗技術についての知識不足 | 移乗する際の技術について説明できる |
| #2<br>便秘 | 徴候 | 週3回未満の排便 | ○月○日までに，排便が毎日ある |
| | 関連因子 | 身体可動性障害 | 移乗により運動量が増加し，腸蠕動音が10回/分程度に増加する |

## 2 看護計画の立案

　それぞれの問題に対して患者目標が決まれば，次はその目標を達成するための具体的な計画内容を考えていきます．計画は，問題に対して看護師の実施する内容が記述されます．現に出現している問題については，問題となっている状態を観察しながら，その問題や問題を引きおこしている原因(関連因子)がなくなる，あるいは軽減するように介入を行います．また，現在おきていないが，今後おきる可能性があるリスク型の問題であれば，問題がおきていないかを観察しながら，危険因子がなくなる，あるいは軽減するように介入を行います．

　看護計画は，計画を立てた看護師だけで行うものではなく，患者に接する看護師誰もが患者に同じ介入ができるようにするためのものです．看護師の誰がみても，同じ判断・同じ行動がとれるように，誰が・なにを・どのように実施するのかなどを具体的に記述する必要があります．通常，看護計画は観察する項目であるOP(observational plan：観察計画)，患者に実施する援助であるTP(treatment plan：援助計画)，指導や教育の内容であるEP(educational plan：教育計画)を分けて記述します(表3-7)．

　看護計画を表記する方法は医療施設や教育機関によって違いがありますが，一例としてA君の「便秘」の看護計画を示します(表3-8)．

　患者に立案された看護計画は，日々，実施されなければなりません．また，実施したことは，毎日の経過記録に問題ごとに観察内容が記録され，その状態が患者目標に近づいているのかをアセスメントしていきます．毎日の経過記録と連動させ，患者目標の評価をしながらプランの見直しを行います．

表3-7　看護計画の内容

| | |
|---|---|
| OP：observational plan | **観察計画**<br>患者のなにを観察するか，計画を見てすぐ行動に移せるよう簡潔明瞭に記述する |
| TP：treatment plan | **援助計画**<br>誰が援助しても同じ介入ができるように，具体的に記述する |
| EP：educational plan | **教育計画**<br>なにをどのように指導，教育するのか，具体的に記述する |

表 3-8　A君の抱える問題「便秘」の看護計画

#2. 便秘

**患者目標**
- ○月○日までに、排便が毎日ある　または
- 腸蠕動音が 10 回/分程度に増加する

（患者と相談して、いずれかの患者目標を決める）

OP (observational plan：観察計画)
1. 便秘の徴候と症状
2. 排便の状態（頻度，硬さ，形状，量，色調）
3. 腸蠕動音
4. 水分・食事摂取量
5. 運動量（リハビリの進捗状況）

TP (treatment plan：援助計画)
1. 腸蠕動音が減弱すれば医師に相談する
2. 清拭時に腰背部温罨法と腹部マッサージを 10 分間実施する
3. 2 日間排便がなければ緩下剤投与，3 日目浣腸を実施する

EP (educational plan：教育計画)
1. 食事・水分摂取と便秘との関係についてパンフレットで指導する

## 看護診断-患者目標-看護介入（NANDA-NOC-NIC）の連動

　NANDA-I の看護診断を用いて問題を表記する場合は，NANDA と NOC・NIC の連動（リンケージ）を活用して，看護診断に対する <u>outcome（患者目標）</u>⇒ NOC と <u>intervention（介入）</u>⇒ NIC を決定することができます。ただし，NOC や NIC は 7 領域で開発されており，13 領域の NANDA に直結することができません。そこで NANDA と NOC，NIC をつなげるツールとして，リンケージを使用します。NANDA は 3 年に 1 回改訂が行われ，新しい診断名が追加されます。

　看護診断が確定したら，リンケージで該当の看護診断名をみて，関連因子に対応する成果をえらびます。その定義を読んで妥当であれば，NOC の該当する成果から指標を 1 つ選択します。この指標が期待される結果となります。指標の評価は 5 段階で表記されるため，患者の現在の段階はどこで，いつまでにどの段階に到達するかを決めていきます。NOC で示している段階は抽象度が高いため，各段階における患者目標を具体的に設定します。

　次に期待される結果に対し，看護介入を立案します。リンケージで選択した成果から介入を決定します。介入には，<u>主要介入</u>，<u>推奨介入</u>，<u>随意介入</u>がありますが，まず，主要介入から 1 つを選択します。主要介入が複数ある場合は，NIC でそれぞれの介入の定義を読んで，患者への介入の妥当性を考えて選びます。さらに，看護介入のなかから必要な援助を選択していきます。

　NIC を使用した介護介入の書き方は，語尾が「モニターする」が観察計画，「指導する，説明する」が教育計画，その他の動詞が援助計画です。

## 4 実施

看護計画を立案したら，その計画に沿って看護を実施していきます。ただし，日々患者の状態は変化するので，看護師の経過記録や医師の診療記録，経過観察一覧表（フローシート），実際の患者の状態などを確認して，援助を実施することが重要です。常に患者の安全・安楽・自立を考え，患者は今，なにがどこまでできるのか，できないのかを正しく把握して援助する必要があります。患者になにかしたいという思いが強いと，介入しすぎることがあります。患者の自立を促すことも重要です。

### 1 実施内容の記録

患者に実施した介入と患者の反応は，記録として適切に記述される必要があります。

#### 1 ›› POSによる経過記録（SOAP）

問題志向システム（POS）による経過記録は，問題ごとにSOAPで記述します。通常，実習や勤務の終わる前に1日の介入と患者の反応を振り返りながら，問題が「患者目標」である「期待される結果」に向かっているかどうかを検討し，経過記録に記述していきます。SOAPの内容は，表3-9に示すとおりです。

初学者は，問題に関係のない自分が実施したことや，その場で見えた患者の状況を記録に残しやすい傾向があります。常に患者に関わる際には，問題や患者目標を意識

表3-9 SOAPの内容

| | |
|---|---|
| S：subjective data | 主観的データ<br>患者が話した言葉そのものを「　」に入れて記入する |
| O：objective data | 客観的データ<br>看護師が観察したことや実施したこと。医師や家族からの情報，検査結果など |
| A：assessment | アセスメント<br>S・O情報の意味を解釈・判断し，患者目標に対して援助を実施し，どんな結果が得られたかを評価する。そのうえで，看護計画の修正・追加が必要かどうかを記述する |
| P：plan | プラン<br>計画続行か否か。計画の修正，追加，中止などが必要になった場合は，OP，TP，EPのどこに修正等が必要かを記述する |

して介入し，記録時には問題と記述内容との一貫性を意識する必要があります。

ほかに，初学者にみられる傾向として，Oが客観的に書けないこと，Aが書けないことがあります。Oは客観的なデータであり，観察した事実です。特に，患者の表情や状態を記す際には注意が必要です。「苦しそうにしている」や「しっかりした足取り」などは，見たままの情報ではなく，見た人の考えが含まれています。「苦しそうと判断」したのは，なにを見てそう判断したのか，たとえば，「眉間にしわを寄せ，お腹を常に手で触りながら話をする」などの，目の前でおこった事実があるはずです。この事実そのものがOであり，「苦しそう」はアセスメントになります。また，アセスメントのなかで，いきなりS・Oにない情報を用いて解釈していることも，初学者に多くみられます。アセスメントは，あくまでも患者目標（期待される結果）についてSとOから解釈するため，これらにない情報からアセスメントしないよう注意が必要です。したがって，アセスメントに書く内容を考えてから，それに必要なSデータ・Oデータを記入するとよいでしょう。

なお，日本看護協会（2007）では，「看護記録の記述範囲は，看護計画及び実施した看護に関する事項のみである。看護者の責任範囲を超えるような疾病名の診断，治療方針の決定などの記述は行わない」とされています。情報を飛躍しすぎず，看護者としての責任範囲を考え，適切に事実を記述し判断した記録としましょう。

SOAPの経過記録の例を表3-10に示します。電子カルテの場合，SOAPが同列に示されます。そのため，プランの変更がみえづらく，計画の変更が反映されづらくなることがあります。紙の場合は，プランの変更がわかりやすくなるよう，Pは別の列に記述するとよいでしょう。

## 2 >> 経時記録

入院時の記録，急変のような突発的な出来事を記述する場合は，経時記録を用います。経時記録は，時間の経過を追って，観察したことや実施したことの事実をありのままに記述していきます。記録者のアセスメントは含めません。経時記録は，POS，つまり問題志向ではないため，S情報やO情報で区別せずに記述していきます（表3-11）。

この後，さらに1日（24時間程度）様子をみていく必要がある場合は，一時的問題（T：temporary）として，経時記録用紙内にプランを記述します（表3-12）。

一時的問題ではなく，数日～数週間の経過観察が必要な場合は，新たな問題として看護計画を立案することになります。この場合は，経過記録のなかで統合アセスメントを行い，問題リストに問題を記載し，看護計画を立案します。

表 3-10 SOAP による経過記録の例

| 日時 | # | SOAP | | サイン |
|---|---|---|---|---|
| ○/△<br>15:00 | #1<br>筋力不足に関連した歩行障害 必要な距離の歩行が困難により明らか | S | 「やっと，これ（歩行器）使うのに慣れてきた。最初，怖くてしがみついていて，姿勢をよく注意されたのよ」「病棟は訓練室と違って，ベッドの角にぶつかったりで怖いときもあるね」「右膝は前から悪いの。それで今回も転んだのよ」 | |
| | | O | 病棟内トイレ歩行時ナースコール対応。移乗は見守りして1人でできる。動作が途中で止まることはない。2～3日前は歩行器にもたれかかって足元を見て歩いていたが，今日は背筋が伸び，視線は2mほど先をみている。足運びは1歩20cm程度で，右膝曲がらず右足を持ち上げるように歩いている。病室内の方向転換時，歩行器の後ろ角が壁にぶつかりそうになっているため，右手前ベッドから右奥ベッドにベッド移動実施 | |
| | | A | 移乗はスムーズに行えるため，見守りとする。歩行姿勢は2～3日前に比べてよく，前方をとらえる視野が広くなってきている。廊下などの直線歩行はよいが，入退室時の方向転換の際，後ろ車輪が壁にぶつかりそうになっている。方向転換する余裕のある距離の確保が必要と考え，ベッド移動。今後も環境変化による危険の有無をモニターしていく | |
| | | P | P：TP3・4 削除。OP2 に安全状態に変化がないか環境をモニターするを追加 | 古橋 |

表 3-11 経時記録の例

| 日時 | # | SOAP | サイン |
|---|---|---|---|
| ○/△<br>13:00 | | トイレから出てきたところで急に倒れたと他患者からナースコールあり。歩行器の内側に座り込みながら左に倒れこんでいる。数回の呼名で開眼し，「あ～，目の前が真っ白になって倒れると思ったからしゃがもうとしたんだけど，それから覚えてない」「左の肩が痛い」と話す。Bp 98/56 mmHg，P 82回/分，左肘～肩にかけて擦過傷あり。離握手は左右同様にできる。左手挙上，外転ともに 150 度ほど。「いつもこんなもんだ」と話す | |
| 13:10 | | ○医師に報告し，左上腕処置施行。頭部・肩関節 X 線撮影の指示が出る | |
| 13:30 | | 頭部・肩関節 X 線撮影<br>○医師より出血，骨折などの異常なしとの連絡あり | 秋庭 |

表 3-12　一時的問題（T：temporary）の記録例

| 日時 | # | SOAP | | サイン |
|---|---|---|---|---|
| ○/△ 13：30 | T | S | 「びっくりした」「久々にお便所がすっきり出て，さっぱりしてトイレから出たんだけど，急に目の前が真っ白になって」「痛いところは左の肩だけだけど，さっきほど痛くはない」 | |
| | | O | Bp 124/74 mmHg，P 72 回/分，左肘〜肩に冷湿布貼付中。○医師より X 線結果では，出血，骨折などの異常なしとのこと | |
| | | A | 久々のすっきりした排便後におこっていることから，排便による迷走神経反射によるものと思われる。現在は血圧が 120 台と通常と変わらない。転倒時に負傷した左肩の疼痛は湿布により軽減している。しばらくトイレ歩行時は見守りとする | |
| | | OP | ❶ Bp，P<br>❷ 左肩の疼痛<br>❸ 歩行時の様子 | |
| | | TP | ❶ 歩行時の見守り，必要時介助 | 秋庭 |

### 3 » 経過観察一覧表（フローシート）

　経過観察一覧表（フローシート）は，体温表などともいわれることがあり，全患者に行うような決まったケア，特定の症状の経過などについて，項目を設定して，記号などで簡潔に状況を記述するものです。

　緊急入院で治療方針も確定していない，あるいは手術直後などでは，患者の生命維持を最優先に，全身状態を観察しなくてはなりません。この場合も，実際に行った観察やケアを記録に残す必要があるため，フローシートを上手に利用して，観察したこと，実施した処置や援助を記述していきます。フローシートの欄は"ます"が小さいため，記号などで簡潔に状況を記述するとよいでしょう（図 3-7）。

## 2　記録記述時の留意点

　現在，看護記録は電子カルテ化されているところが多くなりました。電子カルテは毎回個人名でログインしてカルテを開くため，入力内容のすべてが証拠として残ります。入力終了後は自らの責任のもと，必ずカルテを閉じるよう注意しましょう。

　紙のカルテの場合は，以下の内容に留意して記述します。

①記述漏れや不適切な記述：日時やサインの漏れ，実施内容や観察内容の記述漏れ，行間を空ける，不適切な修正（修正液の使用，加筆や修正，塗りつぶしなど）

751号室 岩木 うめ 様

| 日付 | 6/24 | 6/25 | | | | | | |
|---|---|---|---|---|---|---|---|---|
| 病日 | | | | | | | | |
| 治療等 | | | | | | | | |

| R | Bp | P | T | | | | | | | | |
|---|---|---|---|---|---|---|---|---|---|---|---|
| 30 | 140 | 140 | 38 | | | | | | | | |
| | 120 | 120 | | | | | | | | | |
| 20 | 100 | 100 | 37 | | | | | | | | |
| | 80 | 80 | | | | | | | | | |
| 10 | 60 | 60 | 36 | | | | | | | | |
| | 40 | 40 | | | | | | | | | |
| 0 | 20 | 20 | 35 | | | | | | | | |

| 食事 | 食種 | | きざみ食 | | | | | | | |
|---|---|---|---|---|---|---|---|---|---|---|
| | 摂取量(全量10) | 主 | 5 | 6 | 5 | | | | | |
| | | 副 | 10 | 10 | 10 | | | | | |
| 排泄 | 尿 | | 8 | | | | | | | |
| | 便 | | 0 | | | | | | | |

備考

> この欄に観察したことや処置・援助内容を記述します。記述の仕方は，各施設で評価方法・評価基準を決めて表記します。

サイン　秋庭

図 3-7　経過一覧表（フローシート）の例

②カルテ開示の際に誤解をまねく文章：アセスメントの飛躍や偏見のある表現(例：頑固，わがまま，鬱的，暴れる，など)
③記録のルール：通常は病院ごとに記録の記載基準を作成し，それにのっとって記述が行われます。

## 5　評価

看護過程の5段階の最後が評価です。評価では，問題解決に向けて看護介入した結果，患者目標(期待される結果)に到達できたかどうかを判断していきます。患者の問題とされた状態が，期待される結果に達したのであれば，その問題は解決となり，看護介入の必要がなくなります。しかし，期待された結果に達していなければ，各段階を振り返り，修正を行ったあとにさらに看護介入を実施していきます(図3-8)。

患者の健康を回復するために，患者の反応(情報)をアセスメントして問題をあげ，計画・実施・評価が行われていれば，修正がされていない看護計画が継続されることはないはずです。1人の患者に対して，同じ看護計画，同じ経過記録が続く場合には，その問題に対して効果的な介入を行っていない可能性や，そもそも妥当な問題ではな

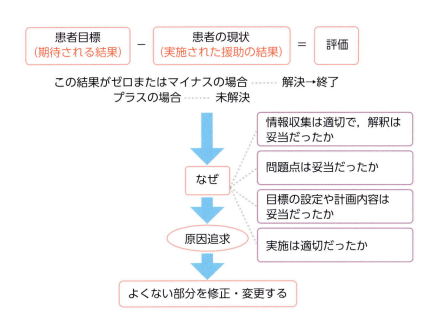

図3-8　評価の進め方

い可能性もあるため,看護計画そのものを見直す必要があります。

　なお,患者がほかの医療機関や施設などに転院する際,看護師はケアの継続を保障するために<u>看護サマリー(看護要約)</u>を記述します。看護サマリーは,患者の情報や経過を要約したもので,転院時に残っている問題,援助方法を次の施設に引き継ぐものです。

#### 文献

- 古橋洋子:New 実践! 看護診断を導く情報収集・アセスメント,第 4 版.学研メディカル秀潤社,2013.
- 古橋洋子(編著):New 実践! ナースのための看護記録,第 3 版.学研メディカル秀潤社,2013.
- 日野原重明:電子カルテ時代の POS 患者指向の連携医療を推進するために.医学書院,2012.
- 川口孝泰:ベッドまわりの環境学.p61,医学書院,1998.
- マリオン・ジョンソン,グロリア・ブレチェク,他(原著編)/藤村龍子(監訳):看護診断・成果・介入 NANDA,NOC,NIC のリンケージ,第 2 版.医学書院,2006.
- 見藤隆子,小玉香津子,他:看護学事典.p105,日本看護協会出版会,2003.
- 中木高夫,黒田裕子(訳):看護介入分類(NIC)原書 第 5 版.南江堂,2010.
- 日本看護科学学会看護学学術用語検討委員会:看護学を構成する重要な用語集.p7,日本看護科学学会,2011.
- 日本看護協会:日本看護協会看護業務基準集 2007 年改訂版.日本看護協会出版会,2007.
- 茂野香おる,他:基礎看護技術Ⅰ(系統看護学講座専門分野Ⅰ基礎看護学 2).医学書院,2015.
- スー・ムアヘッド,マリオン・ジョンソン,他(原著編)/江本愛子(監訳):看護成果分類(NOC)看護ケアを評価するための指標・測定尺度,第 4 版.医学書院,2010.
- 田中和豊:問題解決型救急初期診療,第 2 版.医学書院,2011.
- T. ヘザー・ハードマン,上鶴重美,カミラ・タカオ・ロペス(原著編)/日本看護診断学会(監訳),上鶴重美(訳):NANDA-I 看護診断 定義と分類 2021-2023,原書第 12 版.医学書院,2021.
- ヴァージニア・ヘンダーソン(著)/湯槇ます,小玉香津子(訳):看護の基本となるもの.日本看護協会出版会,2016.
- 渡辺トシ子(編):改訂 PO 的思考による看護過程の展開 基本的なアセスメントプロセスと看護診断の試み.中央法規出版,1994.

# IV

## 看護過程を事例で学ぶ

ここからは，事例を通して，看護過程の流れを確認していきましょう。

> **事例 1** ヘンダーソンの看護の視点に沿った看護過程
>
> **患者紹介**
> - Bさんは40歳男性，営業の仕事をしています。
> - 12月になり「疲れた」「しんどい」と言うようになり，12月10日の朝にコーヒー残渣様のものを吐き，近所のクリニックを受診しました。
> - 採血した結果，貧血といわれ，総合病院に紹介されました。
> - 救急外来を受診して内視鏡検査を行い，十二指腸潰瘍からの出血が認められたため，止血処置をして入院しました。

# ステップ1 情報収集・アセスメント

## 1-1 情報収集

　患者を受けもって最初に得られる情報は，患者についてのほんの一部の情報でしかありません。これは，卒業後に臨床で働くようになっても同じです。最初に得られたわずかな情報をもとに，患者さんが困っていることを明らかにし，援助をするために必要な情報は，自分の力で集めなければいけません。まずは入院までの経過，主訴，診断された疾患名，入院目的，などを確認します。疾患名が明らかになっている場合は，事前に病態関連図(図4-1)を作成しておくと情報収集の助けとなるでしょう。

　作成した病態関連図をもとに，さらに収集を必要とする情報がなにかを考えます。情報を集めるときは，現在この患者に現れている症状はなにか？ なにが原因で現在の症状がみられるのか？ 症状によって患者の生活にどのような影響があるのか？ 患者が最も困っていることはなにか？ と考えながら情報収集をします。

　Bさんの状態を理解するために，まずは，診断名・主訴・入院までの経過・入院目的についての情報を収集し，整理してみましょう。患者へ面接を行う際は，同時に患者の表情やしぐさを注意して観察しましょう。

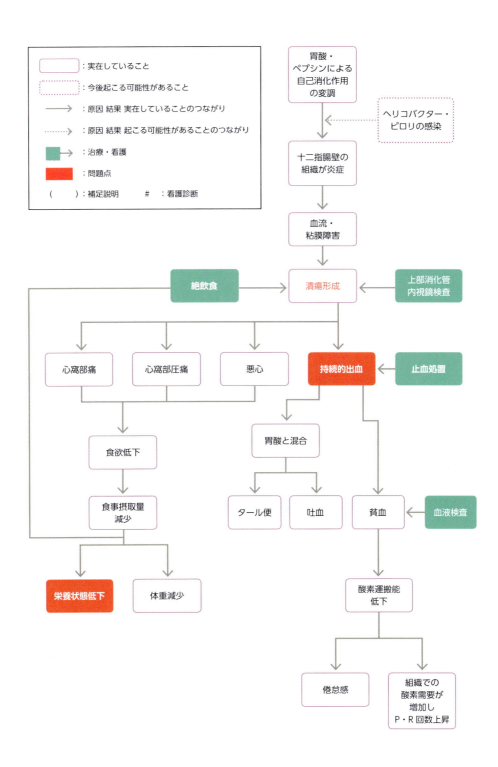

図 4-1 十二指腸潰瘍の病態関連図

はじめに，Bさんが現在最もつらいと感じることは何かを質問します。

> ✅ **CHECK**
> ☐ 最もつらい症状はなにか

質問 「今，どのような症状が一番つらいですか？」
Bさん 「とにかくだるくて，仕事をしていてもすぐ疲れてしまって集中できない」
様子 質問に対して，ぐったりした様子で答えている。

次に，「だるい」と感じるようになってから受診・入院するまでの経過についての情報を集めます。

> ✅ **CHECK**
> ☐ いつごろから「だるい」と感じていたのか
> ☐ 「だるい」原因をどのように考えているのか
> ☐ 「だるい」と感じたときどのように対応したのか

質問 「いつごろからだるいと感じていましたか？」
「それまでどのような生活をしていましたか？」
「だるさを感じてから何か心がけていたことはありますか？」
Bさん 「1週間前からだるいと感じていました。仕事が忙しくて疲れているせいだと思っていました。夜は早めに寝るようにしていたんですけど，なかなかだるいのがよくならなかった。ときどき胃がキリキリして食欲もあまりなかった。気持ち悪くなって吐いたら黒っぽいものが出たのでびっくりして病院に行きました」

続いて，Bさんの入院に対する考えについて情報を集めます。

> ✅ **CHECK**
> ☐ 入院でどこまでの治療を望んでいるのか

質問 「入院中に体力がどこまで回復すればよいと思いますか？」
Bさん 「出血したところをしっかり治して，早く仕事に復帰したい」

ここまでに得られた情報を整理してみましょう（表4-1）。
そして，患者さんは今，何が一番辛いのかを理解して情報収集を進めましょう。

表 4-1 得られた情報の整理

| 診断名 | 十二指腸潰瘍 |
|---|---|
| 入院までの経過 | 12月になり食欲がなく❶,「だるい」と感じていたが仕事が忙しいせいだと思っていた❷。12/10の朝にコーヒー残渣様のものを嘔吐❸したため,近所のクリニックを受診し,採血の結果で貧血といわれ,総合病院に紹介された<br>救急外来を受診し,内視鏡検査を行い,十二指腸潰瘍からの出血を認め,入院した |
| 主訴 | 「だるい」❹ |
| 入院目的 | 「十二指腸潰瘍の治療をして,出血したところをしっかり治して,早く仕事に復帰したい」 |

ここから,患者の診断名・入院までの経過・主訴・入院目的の4項目に記録した内容をヒントに,情報収集で着目すべきポイントを検討します。また,病態関連図をもとに,患者の疾患からどのような症状が出現するのか,その症状が日常生活にどのように影響するのか予測します。

患者に現れている症状や今後出現する可能性のある症状について,患者へ質問するのと同時に観察し,関連する検査結果については,カルテから情報収集します。

**情報収集のポイント**

Bさんについて,どのような視点で情報収集すればよいか考えてみましょう。Bさんの診断名・入院までの経過・主訴・入院目的の中にヒントがあります。

❶ 食欲がない
  > 食事摂取量,栄養状態はどうか?
  > 悪心や腹痛の影響はないか?
❷ 仕事が忙しいせいだと思っていた
  > 病気をどのようにとらえているか?
❸ コーヒー残渣様のものを嘔吐
  > 排便の性状,色調はどうか?
  > 十二指腸からの出血はどうか?
  > 十二指腸潰瘍の症状はどうか?
  （心窩部痛・圧痛・悪心）
❹「だるい」
  > 日常生活動作に影響はないか?

情報収集で着目すべきポイントが見えづらい場合には,看護理論の枠組みに沿って着目し,情報を整理するとわかりやすくなります。

Bさんについて,ヘンダーソンの基本的看護の構成要素(表4-2, 4-3)に沿って考えてみましょう。

### 2 患者の飲食を助ける

食物や水分,栄養素を必要量摂取できているか,摂取したものが消化・吸収されているか評価します。入院前の食習慣,食事摂取状況や食欲の有無,水分摂取量や体重

表 4-2　ヘンダーソンの基本的看護の構成要素

1. 患者の呼吸を助ける
2. 患者の飲食を助ける
3. 患者の排泄を助ける
4. 歩行時および坐位，臥位に際して患者が望ましい姿勢を保持するよう助ける。また，患者がひとつの体位からほかの体位へと身体を動かすのを助ける
5. 患者の休息と睡眠を助ける
6. 患者が衣類を選択し，着たり脱いだりするのを助ける
7. 患者が体温を正常範囲内に保つのを助ける
8. 患者が身体を清潔に保ち，身だしなみよく，また皮膚を保護するのを助ける
9. 患者が環境の危険を避けるのを助ける。また感染や暴行など，特定の患者がもたらすかもしれない危険から他の者を守る
10. 患者が他者に意思を伝達し，自分の欲求や気持ちを表現するのを助ける
11. 患者が自分の信仰を実践する，あるいは自分の善悪の考え方に従って行動するのを助ける
12. 患者の生産的な活動あるいは職業を助ける
13. 患者のレクリエーション活動を助ける
14. 患者が学習することを助ける

表 4-3　情報と構成要素の関連

❶ 食欲がない
- 食事摂取量，栄養状態はどうか？
- 悪心や腹痛の影響はないか？
  ➡ 2　患者の飲食を助ける

❷ 仕事が忙しいせいだと思っていた
- 病気をどのようにとらえているか？
  ➡ 14　患者の学習を助ける

❸ コーヒー残渣様のものを嘔吐
- 排便の性状，色調はどうか？
- 十二指腸からの出血はどうか？
- 十二指腸潰瘍の症状はどうか？
  （心窩部痛・圧痛・悪心）
  ➡ 3　患者の排泄を助ける

❹ 「だるい」
- 日常生活動作に影響はないか？
  ➡ 4　患者の姿勢保持・身体を動かすのを助ける

の変化，血液検査結果から，現在の栄養状態を判断します。また，摂取した食物の消化・吸収を妨げているものはないかも考えます（表 4-4）。

Bさんの場合，十二指腸潰瘍が食欲や食事摂取にどのように影響しているか，また出血により血液検査結果がどのように変化しているか着目します。

**情報収集のタイミング**

Bさんから，いつ，どのように情報収集すればよいか考えてみましょう。
➤ 入院時の血液検査結果に注目し，栄養状態を確認します。

- 絶食中で食事時間がないため入院前の食習慣，食事摂取状況や食欲の有無を聞くタイミングが難しいかもしれません。
- 絶食によるストレスも考えられますので，患者の不満を聞きながら，入院前の食習慣などの情報を上手に引き出しましょう。まさにコミュニケーション力が問われる場面です。

表 4-4 患者の飲食に関連する視点と質問の例

| 視点 | 質問 | 観察 |
|---|---|---|
| □普段の食事摂取状況 | 「普段の1日の食事の内容を教えてください」 | |
| □食欲・食習慣 | 「朝は何を食べていましたか」<br>「夕飯は何時ごろ,どのようなものが多かったですか」 | |
| □悪心 | 「吐き気はありますか」<br>「どのようなときに吐き気がしますか」 | □悪心の程度<br>　表情・しぐさ |
| □症状を感じた後の食事摂取の変化 | 「疲れやすさを感じてからは食事の量や内容に変化がありましたか」 | □食事摂取量 |
| □水分摂取量 | 「水分は1日にどのくらい摂取していましたか」 | □水分摂取量 |
| □血液検査結果 | | □TP・Alb<br>□グルコース,HbA1c<br>□RBC・Hb・Ht<br>□Na・K・Cl |
| □体重変化<br>□体格 | 「最近,体重の変化はありましたか」<br>「どのくらいの期間でどのくらい変化しましたか」 | □身長,体重,BMI<br>□体格,皮下脂肪厚<br>□腹囲 |

### 3 患者の排泄を助ける

　食物や水分をエネルギーとして体内で使用し,排泄物として体外へ排出する排泄機能の状態を評価します。排尿・排便だけでなく,発汗や呼吸による肺からの二酸化炭素の排出も含まれます(表 4-5)。

　Bさんの場合,十二指腸からの出血が排泄にどのように影響しているのか着目します。排便や排尿の規則性や量,質の変化を観察し,腹部の状態についてフィジカルアセスメントを用いて評価します。

**情報収集のタイミング**

Bさんからいつ,どのように情報収集すればよいか考えてみましょう。

- 朝のバイタルサイン(VS)測定の際に,前日の排尿・排便数を確認し,腹部の状態も聴診,触診をして観察しましょう。
- 尿や便の様子についてはトイレの後にナースコールするようお願いし,実際に観察しましょう。
- 患者本人は尿や便の変化に気がついていないことがあります。患者にも自分の排泄物を観察するように意識づけていきましょう。
- 入院時の血液検査結果,内視鏡検査の結果をカルテから確認し,検査結果がどのように変化しているか把握します。

表 4-5　患者の排泄に関連する視点と質問の例

| 視点 | 質問 | 観察 |
|---|---|---|
| □黒色便の有無 | 「便の色はどのような色ですか」 | □便の色・硬さ，量 |
| □便の性状 | 「便に形がありましたか」<br>「泥のような便でしたか」 | □コーヒー残渣様の便 |
| □排便パターン | 「1日に何回排便がありますか」<br>「1回の量はどうですか」 | □1日の排便回数 |
| □腹痛 | 「お腹の痛みは感じますか」 | □腹痛の部位，程度，種類(質)，頻度(時間的経過) |
| □疼痛を誘発する要因 | 「いつどのようなときに痛みますか」 | □疼痛が生じる状況，改善・増悪因子，随伴症状<br>□圧痛や反跳痛<br>□しぐさ(無意識に手が触れている部位)・表情 |
| □腹部の状態 | 「お腹が張っているような感じはありますか」 | □腹部触診<br>□腸蠕動音 |
| □内視鏡検査の結果 | | □出血部位，止血状態 |
| □排尿パターン | 「1日に何回排尿がありますか」<br>「1回の量に変わりはありませんか」<br>「尿の色は濃い黄色ですか？　透明に近い色ですか」 | □1日の排尿回数<br>□尿の色，量 |
| □血液検査結果 | | □BUN・Cre |

**4** 歩行時および坐位，臥位に際して，患者が望ましい姿勢を保持するよう助ける。また，患者がひとつの体位からほかの体位へと身体を動かすのを助ける

　日常生活動作や移動動作，患者の主な活動を，患者が望むよう行えているか評価します。また，何がそれらの動きを妨げているのか分析します。実際の歩行・移乗の様子，立位・坐位の保持，ベッド上での動作などを観察し，それらの動作に必要となる四肢の筋力や労作前後のバイタルサインを測定します(表 4-6)。

> **情報収集のタイミング**
> Bさんからいつ，どのように情報収集すればよいか考えてみましょう。
> - Bさんが何かしようとしているときに，必要があれば手伝いながら，さりげなく観察します。
> - 動いているときの呼吸の様子，表情も注目して観察します。
> - トイレなどに歩行した後にもバイタルサインを測定し，安静時と比較しましょう。

表 4-6　患者の日常生活動作（ADL）に関連する視点と質問の例

| 視点 | 質問 | 観察 |
|---|---|---|
| □移動動作の状態 | 「トイレや洗面所には歩いて行けそうですか」 | □歩行時のふらつき |
| □ADLの状態 | 「普段の生活のなかでお手伝いが必要なことはありますか」 | □日常生活動作 |
| □労作前後のVS変化 | 「動悸や息苦しく感じることはありませんか」 | □歩行前後のVS（P, BP, R） |
| □倦怠感，疲労感 | 「仕事中はどのようなときに疲れや，だるさを感じていましたか」 | □顔色や表情，話し方 |

　Bさんの場合，十二指腸潰瘍の症状である疼痛や悪心，出血や倦怠感が，Bさんの身体の動きにどのように影響しているのか，情報を集めます。

### 5　患者の休息と睡眠を助ける

　質のよい睡眠と十分な休息は，日中の活動を支える重要な要素です。患者さんが睡眠時間や睡眠の質をどのように感じているか，不眠時の対処方法も含め評価します（表 4-7）。Bさんの場合，十二指腸潰瘍の症状である腹痛などが睡眠の妨げになる可能性もあります。

表 4-7　患者の休息・睡眠に関連する視点と質問の例

| 視点 | 質問 | 観察 |
|---|---|---|
| □睡眠への満足感 | 「昨日の夜は何時間くらい眠れましたか」 | □就寝・起床時間 |
| □睡眠を妨げる因子 | 「痛みで目が覚めることはありませんか」「なにかが気になって眠れないことはありますか」「朝起きたときに，もうすこし眠りたい，疲れが残っていると感じますか」 | □日中の午睡 |

**情報収集のタイミング**

Bさんからいつ，どのように情報収集すればよいか考えてみましょう。
- 夜間に眠っているのか，目を閉じているだけなのか，これは患者さん本人にしかわかりません。
- 睡眠を日中の活動を保証するための休息ととらえ，日中の活動の様子から睡眠の質を推測し，患者さんに質問しましょう。

## 14 患者が学習するのを助ける

　疾病は先天的な要因よりも非健康的な生活習慣が要因となることが多いものの，自分の病気の予防方法や治療方法について知らないために，健康的な生活習慣を取り入れられず病気になることが多くあります。患者本人が健康的な生活を実行することを受け入れ，望んでいなければなりません。Bさんが病気について原因を含めてどのように受け止めているか，医師からの説明を正しく理解しているか確認しましょう(表4-8)。

**表4-8　患者の理解に関連する視点と質問の例**

| 視点 | 質問 | 観察 |
| --- | --- | --- |
| □医師からの説明を正しく理解しているか | 「医師から病気や入院についてどのように説明を受けましたか」 | □医師から説明を受けているときの表情や質問内容 |
| □医師の説明を受け入れているか | 「医師から十二指腸から出血していると聞いて，どのように感じましたか」 | |
| □入院をどのように受け止めているか | 「入院することになってどのように考えていますか?」 | |
| □治療を受け入れることができているか | | |
| □十二指腸潰瘍の原因を自覚しているか | 「原因としてなにか心当たりはありますか?」 | |
| □入院でどこまでの治療を望んでいるのか | 「入院中に体力がどこまで回復すればよいと思いますか」 | |
| □家族の協力を得られるか | 「家族の人は医師の説明を聞き，Bさんにどのように話していましたか」 | □家族との会話 |

> **情報収集のタイミング**
> 
> Bさんからいつ，どのように情報収集すればよいか考えてみましょう。
> - 患者は自分の欲求や気持ちを表現してくるとは限りません。
> - 医師からの説明には必ず同席し，説明を聞いている患者の反応をよく観察しましょう。そして，説明のあとは必ず患者のところに行き，わかりにくいところがなかったか確認しましょう。患者にとっては突然のことで医師の説明が全く理解できていないことがあります。患者がわからないところを確認しながら，ていねいに接することで，患者の気持ちを聞き出せるかもしれません。

　集めた情報は主観的情報と客観的情報に分けて整理します(表4-9)。これには，患者の訴え(主観的情報)を，客観的情報によって裏付けるという意味があります。それぞれの項目にそって，得られた情報をアセスメントします。このとき，ある情報が複数の項目に重複して必要になる場合もあります。ほかの項目との関連も考えながらアセスメントしましょう。

表4-9 情報の整理

| | 主観的情報 | 客観的情報 | アセスメント |
|---|---|---|---|
| 患者の飲食を助ける | 「1週間前より体がだるくて仕方がなかった」<br>「食欲もなくなった」<br>「夏の健診ではなんともなかった」 | ・絶飲食中<br>・入院前はご飯，常菜<br>・食欲なし<br>・身長176 cm<br>・体重61 kg<br>・BMI 19.69<br>・1か月前から2 kg減<br>・Na 139.2　K 3.6<br>　Cl 105<br>　ALB 3.0　TP 6.1<br>　Hb 7.6　Ht 24.3<br>　RBC 249　PLT 24.6<br>　グルコース178<br>・1週間前より倦怠感を自覚，食欲もなくなった | 1週間前から食欲もなく，体重は1か月で2 kg減少あり。十二指腸潰瘍で食物の消化と吸収を妨げ，BMI 19.69，ALB 3.0，TP 6.1と基準値より若干低く，低栄養の状態である。Hb 7.6，Ht 24.3と十二指腸潰瘍からの出血により，重度の貧血を認める<br>再出血は絶食期間を延長し，栄養状態の低下をまねくため，再出血を予防するよう援助が必要である |
| 患者の排泄を助ける | 「1週間前から黒っぽい便が出ていた」<br>「押すと痛いです」<br>「夏の健診ではなんともなかった」 | ・排便3〜4回/日<br>・性状：黒色便<br>・最終排便：12/10<br>・排尿5回/日<br>・腹部平坦<br>・心窩部圧痛あり顔をしかめる<br>・ときどき，手で心窩部をさすっている<br>・BUN 34.5<br>・Cr 0.5<br>・内視鏡検査で十二指腸後壁から出血を認める | 内視鏡検査で十二指腸後壁から出血を認め，黒色便はその出血が酸化し黒色に変化したものである。腹部平坦で膨満はないが，心窩部で圧痛があり，これも十二指腸潰瘍が原因と考えられる<br>腹部や便の性状を観察し，十二指腸の状態を把握していく必要がある |
| 姿勢を保持・身体を動かすのを助ける | 「自分のことは自分でできます。トイレも歩けますよ」<br>「歩いたあともドキドキはしません」<br>「仕事をしていてもしんどい。家に帰っても夕飯を食べたくないし，だるくて動きたくなかった」 | ・食事・入浴・衣類着脱・身繕い・排泄はすべて自力でできる<br>・安静時<br>　P 80回/分<br>　BP 130/76 mmHg<br>　R 18回/分<br>・トイレ歩行後<br>　P 98回/分<br>　BP 122/68 mmHg<br>　R 24回/分<br>・会社員（営業） | 食事，更衣など日常生活動作はすべて自力でできる。トイレ歩行後に，P80→98，R18→24と変動あるが，自覚症状はない。貧血により組織への酸素運搬能が低下し，運動による組織での酸素需要が高まると呼吸回数，脈拍数が増加する状態である。貧血によるめまいなど転倒のリスクもあるため，安静が守れるように説明も必要である |
| 休息と睡眠を助ける | 「眠るのは十分寝ていると思います」<br>「仕事が忙しくて，布団に入ればすぐ眠れます」<br>「普段は午後眠くなりますね」<br>「痛みで目が覚めることはありません」 | ・6時間/日<br>・就寝時間0時<br>・起床時間6時<br>・昼寝の習慣：なし<br>・日中の欠伸なし<br>・昼寝なし<br>・床上でTVや新聞を見て過ごす | 腹痛による中途覚醒もなく，熟眠感も得られているため，問題なし |

（つづく）

表 4-9（つづき）

| | 主観的情報 | 客観的情報 | アセスメント |
|---|---|---|---|
| 学習を助ける | 「十二指腸からの出血に対し止血処置をしたので，入院して治療が必要といわれた」<br>「30歳のときにも十二指腸潰瘍になったことがあったけど，今回は出血していたとは思わなかった。ときどき胃がキリキリするなと感じていたけど，仕事が忙しくてそのままにしていた」<br>「はやく病院に行けばよかった，毎日ビールを飲んでいたのもよくなかったかな」<br>「入院中はゆっくり休んで体を治してほしいといっていた」<br>「出血したところをしっかり治したい」 | ・既往歴：30歳，十二指腸潰瘍<br>・酒(ビール 500 mL/日，毎日) | 入院の必要性について，「十二指腸からの出血に対し止血処置をしたので，入院して治療が必要」と医師の説明を適切に理解している。原因についても，症状に対して仕事が忙しくなにも対応しないで過ごしたことと理解し話すことができている<br>症状の改善に合わせて，今後の生活習慣，特に食生活について指導する |

## 1-2 患者関連図の作成

患者関連図は，質問や観察によって集めた情報を，先に作った病態関連図に加えて作成していきます（図 4-2）。それぞれの情報がどのように関係しているのか理由を考え，前後の関係を検討しながら，情報と情報を線で結び付けていきます。

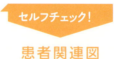

### 患者関連図

患者関連図が適切に作成できたか確認しましょう

□ 情報収集で集めた重要な情報はすべて患者関連図に入っていますか？ 特に，正常から逸脱している情報や普段の患者の状態と異なる情報が入っていますか？

□ 質問や観察によって集めた情報が，どのように関係しているのか，矢印の向きはあっていますか？

□ 情報と情報が → で結び付き，矢印をたどると B さんについて説明ができますか？

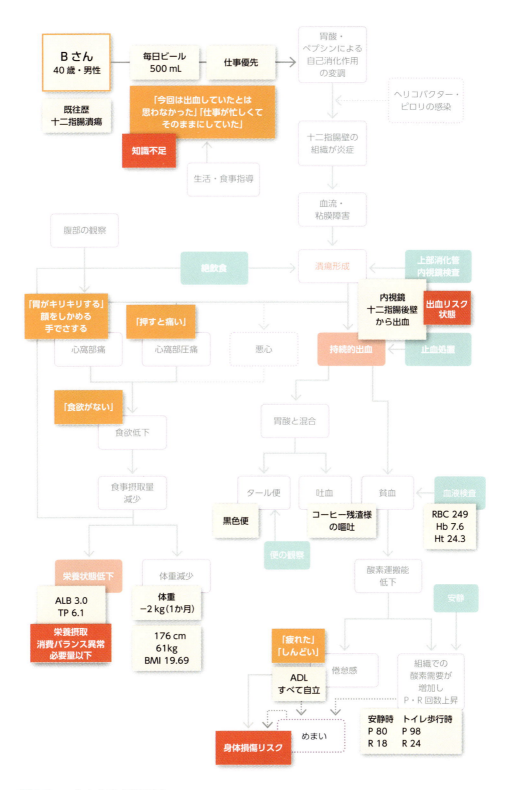

図 4-2　B さんの患者関連図

問題がいくつか考えられる場合，それらの問題の大元の原因がどこにあるのかを図の中で考え優先順位を決定します。

## 1-3 情報の統合

Bさんの十二指腸潰瘍の状態をもとに，問題と，その原因について，根拠となる情報をもとに関連図を文章化して表現します。

関連図で結んだ線をたどりながら，文章化していくときに，結びつかない項目があるとすれば，根拠となる情報が足りないということになります。以下のように3段落に分けると考えやすく，問題にポイントを絞って書くことができます。

### 🔽 得られた情報の統合

| 入院までの経過 | 疲れやだるさを自覚してから受診，入院までの経過を簡潔に書きます。 |
|---|---|
| 病態生理 | 十二指腸潰瘍の病態生理について，Bさんの症状など客観的情報を入れて書きます。 |
| 問題について | 収集した情報から血液量が減少し健康を損なう可能性を示し，消化管出血との関係性が明らかになるように書きます。 |

#### 入院までの経過

B氏，40歳男性，十二指腸潰瘍。1週間前から「疲れた」「しんどい」と疲労感を自覚し，食欲もなく，12/10朝にコーヒー残渣様の吐血あり，近医のクリニックを受診した。採血の結果，貧血が認められたため当院を紹介され救急外来受診し，内視鏡検査を行い十二指腸からの出血を認め，12/11入院となった。

#### 病態生理

消化性潰瘍（胃・十二指腸）は，胃酸やペプシンによる自己消化作用の変調，ヘリコバクター・ピロリの感染などにより，胃や十二指腸壁の組織に炎症，血流・粘膜障害が起こり，潰瘍が形成される。胃・十二指腸から持続的な出血があると，胃酸と混じりコーヒー残渣様の嘔吐，または，タール便の症状が現れる。B氏も，コーヒー残渣様の嘔吐，黒色便があり，内視鏡で十二指腸後壁から出血があることが確認された。

#### 問題について

現在は絶飲食であるが，入院までは普通の食事を経口摂取していた。しかし，心窩部痛により食欲が低下し体重減少が1か月で2 kg，BMI 19.69，ALB 3.0，TP 6.1と低栄養の状態である。また十二指腸からの出血によりRBC 249，Hb 7.6と明らかな貧血を認める。止血処置直後で再出血の可能性があり，再出血はさらなる貧血，絶食期間を延長させるため症状の観察が必要である。

## ステップ2 問題の明確化

### 2-1 問題の優先順位を考える

Bさんの現在の状態は，栄養摂取が適切にできず低栄養の状態で貧血もあるため，

疲労感を自覚しています。ADLは現在自立していますが、労作時には貧血によりめまいをおこし転倒など身体損傷のリスクもあります。また、以前にも十二指腸潰瘍を患っているにもかかわらず、症状を自覚していても仕事を優先し、飲酒を続けるなど健康管理に問題もありました。

しかし、Bさんに必要なそれらの援助の1つひとつをすべて問題として取り上げ、看護計画を立てると、Bさんが優先して解決すべき問題や優先して実施するケアが曇ってしまいます。Bさんに起きていることについて因果関係を考え、最も原因となっていることはなにかを考えます。

Bさんは受診時に内視鏡で止血処置をした直後で、十二指腸潰瘍は止血処置をしても、再出血する可能性があります。十二指腸からの出血が、低栄養、貧血、倦怠感の原因となるため最も注意が必要です。再出血すれば再処置が必要となり、絶食期間が延長され、低栄養、貧血、倦怠感は増悪するでしょう。まずは必要な日常生活援助を実施しながら、十二指腸から再出血がないことを確認することが重要です。よって、Bさんが優先に解決する問題として、出血リスクに焦点を当てることにします。

## 2-2 問題を表現する

### 得られた情報の統合
問題リスト

| 月日 | # | 問題 | 解決月日 |
|---|---|---|---|
| 12/10 | 1 | 胃腸(消化管)の病気に関連した　出血リスク状態 | |

**エクササイズ　問題**
　Bさんの問題について、現在の状態とその原因を表す情報が、統合アセスメントの文章のなかに書かれているか確認しましょう。

**エクササイズ　問題／答え**
　出血リスク状態とは、血液量が減少しやすく、健康を損なうおそれがある状態です。統合アセスメントでは、「BMI 19.69、ALB 3.0、TP 6.1と低栄養で、RBC 249、Hb 7.6と明らかな貧血を認め、止血処置直後で再出血の可能性がある」という部分が該当します。その原因となるのは胃腸(消化管)の病気であり、「十二指腸後壁から出血」が該当します。

## ステップ3　看護計画

患者の問題を明らかにしたら、患者目標とそれを達成するための看護計画を作成します。看護計画を考えるときは、問題の原因に焦点を当てるのがポイントです。

Bさんの場合、「十二指腸後壁からの出血」が原因で、「低栄養と明らかな貧血」が問題でした。原因である「十二指腸後壁からの出血」が改善されれば、低栄養と貧血が改善すると考えて看護計画を立案していきます。

## 3-1　患者目標

　患者目標は，患者がどのように回復することが望ましいのか考えます。ですから，患者目標は患者を主語にして，「到達期限」「観察すること」「測定すること」を入れます。これは，「看護の成果・結果」を明らかにするためです。

　「到達期限」を設定することで，患者自身にも「この日までにやろう」という目標が明確になります。ここでは何か月も先の遠い目標ではなく，数日から1週間を目安に決定します。

　「観察すること」は，可能な限り，患者から毎日観察できるものを選択します。入院目的などで患者が話していた内容を最終的な目標として，そこまでの段階を細かく分けて考えます。また，問題の原因に焦点を当てることで，問題の解決に向かっていきます。原因は「十二指腸後壁からの出血」でしたので，「観察すること」は十二指腸からの出血の状態です。しかし，出血の状態は内視鏡を用いなければ実際に観察できませんので，今回は看護師が毎日観察できるものとして，「血便」とします。

　「測定すること」は，言い換えると尺度です。時間や大きさなど測定できるものは，実際に測定します。Bさんの「観察すること」が便の色ですので，便の色を血便の最も悪い状態から正常な状態の色まで5段階に設定します。5段階に設定することで，患者さんの現在の状態と目標とする状態を明らかにすることができます。

| 1(血液混入) | 2(タール便) | 3(黒色便) | 4(濃い茶色) | 5(黄土色) |

　このように，「到達期限」「観察すること」「測定すること」を設定して，患者さんと一緒にいつまでに，どのようになりたいか目標を相談しながら考えます。Bさんと相談した結果，現在は3(黒色便)の状態ですので，1週間程度は絶食にして消化管機能を休ませ，5(黄土色)になるように考え，以下のように患者目標を設定しました。

> **患者目標**　12/17までに，血便を**3**(黒色)から**5**(黄土色)まで上げる。

## 3-2　看護計画

　Bさんと目標を決めたら，目標達成のためになにをどのように援助するのかOP(観察計画)・TP(援助計画)・EP(指導・教育計画)の3要素を含めて具体的に計画を立てます。注意が必要なのは，患者さんの目標達成のためにどのような援助をするのかということです。患者の目標達成に焦点を絞ることで，援助を行った結果，どの援助に効果があり，どの援助に効果がなかったのか，毎日評価・修正がしやすくなります。これは，計画に沿って実施した援助に対する患者の反応，つまり，援助の結果と評価

を記録する経過記録につながります。

　Bさんの場合，血便がなくなることが目標でしたので，そのために何を観察し，援助し，指導・教育すればよいのかを考えます。誰が看護計画を見ても同じように援助できるように，援助内容は具体的に記載しましょう。

> **看護計画**
>
> **OP**
> 1. 持続的な出血の徴候と症状を観察する。
>    （悪心の有無・程度，吐物の色調・量）
>    （腹痛の有無・程度，表情，しぐさ）
>    （眼瞼の色）
> 2. 便の色調，量，性状を観察する。
>
> **TP**
> 1. 身体的，精神的安静が守れるように病床環境を整備する。
>    （静かな環境を整える）
>
> **EP**
> 1. 排便，嘔吐時は，便，吐物を流す前にナースコールをするように説明する。
> 2. 行動制限と段階的解除について患者と家族に説明する。
>    （安静度について説明する）

**セルフチェック！**

## 看護計画

Bさんの看護計画が適切に作成されたか，確認しましょう。
- □ 患者目標には「到達期限」「観察する内容」「測定する内容」は入っていますか？
- □ 患者目標は，患者と相談しましたか？
- □ 患者目標の5段階尺度は具体的に表現されていますか？
- □ 患者目標は到達可能で，看護計画は実施可能なものですか？
- □ 看護計画にはOP・TP・EPの3要素が含まれていますか？
- □ 看護計画は，誰がみても実施できるように具体的に表現されていますか？

## ステップ4・5　実施・評価

　Bさんに対して看護計画に沿って援助し，その結果，Bさんが目標に近づけたのかどうか，実施した援助を評価します。

**経過記録**

　計画に沿って援助したときの，Bさんの反応をSOAP形式で記録します。看護計画に沿って，安静について説明し，排便を観察して，便の性状がどのように変化した

のか，Bさんの訴えとともに記録します。

| 月日 | # | | 主観的・客観的情報・アセスメント・計画<br>S・O・A・P(OP/TP/EP) |
|---|---|---|---|
| 12/11 | 1 | S | 「今は吐き気はないです。痛くはないけどなんとなくこの辺がムカムカする」「便はさっき看護師さんに見てもらったときから出ていません」「ベッドの上にいると退屈です」「わかりました，もう少し我慢します」 |
| | | O | ベッド上でTVを見ながら心窩部をさすっていた。嘔吐なし。<br>11：00 味噌状の黒色便100g程度あり。眼瞼蒼白。出血が収まったことを確認し，安静解除されるまでは，ベッド上で安静にし，トイレ洗面のみ歩行可能であることを再度説明した。 |
| | | A | 心窩部の不快感を訴えているが，悪心，腹痛はなく止血処置の影響と考えられる。安静の必要性について説明したところ「我慢します」と話し，理解は得られている。患者にも排便の性状を観察し，再出血の有無に注意するよう意識づけが必要である。 |
| | | P | EP追加<br>3. 排便時，患者とともに便の色，形を観察し，出血の状態について説明する。 |

セルフチェック！

## SOAP形式による記録

Bさんの経過記録がSOAP形式で適切に記録されたか確認しましょう。

☐ S情報の内容は問題に関連した内容ですか？
☐ O情報には看護計画のOP，TPを実施した結果が書かれていますか？
☐ O情報に頭のなかで解釈したことを書いていませんか？
☐ Aは患者目標に照らし合わせて書かれていますか？
☐ AはS・O情報をもとに分析していますか？
☐ Pには，追加，修正，削除する看護計画の内容が書かれていますか？

- Bさんの場合，吐物や排便の性状，色調についての観察力が必要です。入院後から便がどのように変化したのか着目しましょう。
- 腹痛や悪心などの苦痛はBさん本人にしかわからないものです。病室に行った際にはどのような姿勢でいるのか，どのようなしぐさをしているのか，さりげなく観察しましょう。

### 事例 2　オレムの看護の視点に沿った看護過程

**患者紹介**
- Cさんは65歳の主婦です。
- 4月20日に39℃の発熱があり，咳が激しく出ましたが，風邪だと思って市販の薬を飲んで様子をみていました。
- 4月23日，咳が止まらず，熱も38℃から下がらないため，近隣のクリニックを受診しました。
- クリニックでのX線検査の結果，左胸水貯留を認めたため，総合病院を紹介され緊急入院しました。

## ステップ1　情報収集・アセスメント

### 1-1　情報収集

　Cさんの状態を理解するために，まずは，診断名・主訴・入院までの経過・入院目的についての情報を収集し，整理してみましょう。

　Cさんは，肺炎であると診断されました。そこで，まずは肺炎の病態関連図を作成します（図4-3）。病態関連図を確認しながら，面接で得られた情報がどの部分に該当するかを考えていきます。

　面接では，はじめにCさんが現在，最もつらいと感じることは何かを質問します。

☑ **CHECK**

☐ 最もつらい症状は何か

　質問　「今，どのような症状が一番つらいですか？」
　Cさん　「息を吸っても吸っても胸に入らない感じ，咳も止まらないのでとにかく苦しい」
　様子　質問に対して答えると，ハァハァと肩で息をしている。

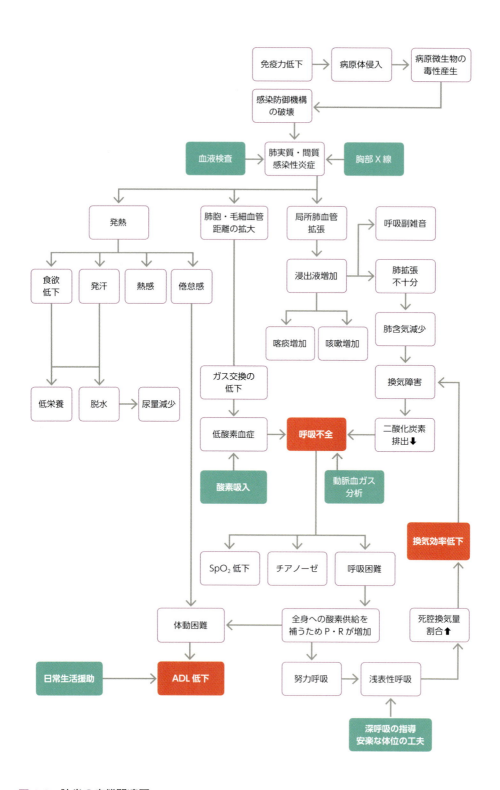

図 4-3 肺炎の病態関連図

次に,「苦しい」と感じるようになってから受診・入院するまでの経過についての情報を集めます。Cさんの場合,面接中の会話によって呼吸困難が悪化する可能性があります。本人への質問は必要最小限にして,これまでの状況をよく知る家族などから情報を得るようにしましょう。

> **☑ CHECK**
> ☐ いつごろから「苦しい」と感じていたのか
> ☐ その原因をどのように考え,どのように対応したのか
>
> 質問 「いつごろから息苦しさを感じていましたか? その他に症状はありましたか?」
> 　　 「息苦しくなったとき,なにか対応はしましたか?」
> 家族 「最初は39℃くらい熱が出て,咳も出たのでいつもの風邪だと思って,風邪薬を飲んで様子をみていました。でも熱も下がらないし,咳込むと息苦しくて,食欲もなくなったので,近所のクリニックを受診しました。そしたら,すぐ入院だっていわれてこちらの病院に来ました」

続いて,Cさんの入院に対する考えについて情報を集めます。

> **☑ CHECK**
> ☐ 入院でどこまでの治療を望んでいるのか
>
> 質問 「入院して,どこまで回復すればよいと思いますか?」
> Cさん 「今は苦しいのを何とか楽にしたい」

では,ここまでに得られた情報を整理してみましょう。

患者の診断名・入院までの経過・主訴・入院目的の4項目に記録した内容(表4-10)をヒントに,情報収集で着目すべきポイントを検討します。

Cさんの場合,肺炎ではどのような症状が出現するのか,それにより日常生活にどのような影響が出るのかを想像しましょう。

本事例では,オレムのセルフケア理論に沿って考えてみましょう(表4-11,4-12)。

Cさんについて,どの要件に注目して情報収集すればよいか,診断名・入院までの経過・主訴・入院目的をヒントに考えましょう(表4-13,4-14,4-15)。

表4-10 得られた情報の整理

| 診断名 | 肺炎 |
|---|---|
| 入院までの経過 | 4/20に39℃の発熱❶があり,咳嗽❷がひどくなったので,風邪だと思って市販薬を服用し様子を見ていた。4/23咳嗽,発熱の症状は改善なく,食欲も徐々になくなった❸ため,近隣のクリニックを受診した。X線検査の結果,左胸水貯留❹が認められ,当院を紹介され緊急入院となった |
| 主訴 | 「息を吸っても吸っても胸に入らない感じ,咳も止まらないのでとにかく苦しい」❺ |
| 入院目的 | 「今は苦しいのを何とか楽にしたい」 |

表 4-11 オレムのセルフケア理論

1. 普遍的セルフケア要件
    1. 十分な空気摂取
    2. 十分な水分摂取
    3. 十分な食物摂取の維持
    4. 排泄過程と排泄に関するケア
    5. 活動と休息のバランス
    6. 孤独と社会的相互作用のバランス
    7. 生命・機能・安寧に対する危険の予防
    8. 人間の機能と発達の促進
2. 発達的セルフケア要件
    1. 身体の構造や機能
    2. 人間的な発達・成熟
    3. 発達の阻害要因
3. 健康逸脱に対するセルフケア要件
    1. その病態の原因
    2. その病気の影響
    3. 病気の治療効果
    4. 治療の副作用
    5. 今の健康状態の受け入れ
    6. 生活上の制限の受け入れ

表 4-12 情報と理論との関連

❶ 39℃の発熱
  - 発熱の原因はなにか? 発熱によりどのような影響があるか?
    → 3 健康逸脱に対するセルフケア要件

❷ 咳嗽,左胸水貯留
「息を吸っても吸っても胸に入らない感じ,咳も止まらないのでとにかく苦しい」
  - 呼吸状態は正常か? ガス交換,組織への酸素が供給されているか?
    → 1 普遍的セルフケア要件
       1 十分な空気摂取
  - 呼吸困難が日常生活動作に影響していないか?
    → 3 健康逸脱に対するセルフケア要件
  - どの程度動くことができるか?
    → 1 普遍的セルフケア要件
       5 活動と休息のバランス

❸ **食欲も徐々になくなった**
  - 食事はとれているか?
    → 1 普遍的セルフケア要件
       3 十分な食事摂取の維持
  - 水分はとれているか?
    → 1 普遍的セルフケア要件
       2 十分な水分摂取

表 4-13 普遍的セルフケア要件に関連する視点と質問の例

1 十分な空気摂取

| 視点 | 質問 | 観察 |
|---|---|---|
| □呼吸状態 | 「どのように苦しいですか」<br>「空気が足りない感じですか」<br>「息を吸っても入ってこない感じですか」 | □呼吸回数,パターン,型<br>□呼吸音<br>□チアノーゼ |
| □検査結果 | | □酸素飽和度<br>□胸部X線<br>□血液ガスデータ |

2 十分な水分摂取

| 視点 | 質問 | 観察 |
|---|---|---|
| □水分出納 | 「お水は飲めていますか」<br>「1日にコップ何杯くらい飲みますか」<br>「1日の尿の回数はどのくらいですか」<br>「のどが渇きますか」 | □水分摂取量<br>□尿量 |
| □皮膚の状態 | | □脱水,乾燥 |
| □血液検査データ | | □Na・K・Cl |

(つづく)

表 4-13（つづき）

**3 十分な食事摂取の維持**

| 視点 | 質問 | 観察 |
|---|---|---|
| □食事は適切か | 「普段は何時頃に食事をしますか」 | □食事中の表情・しぐさ |
| □食事パターン | 「なにをどのくらい食べますか」 | □食欲 |
| □食事摂取方法 | | □食事動作 |
| □食事摂取量 | | □食事量，残したもの |
| □好み | 「なにが一番食べやすいですか」 | |
| □体重変化 | 「最近，体重の変化はありますか」 | □身長，体重，BMI |
| □血液検査データ | | □TP，ALB |

**4 排泄過程と排泄に関するケア**

| 視点 | 質問 | 観察 |
|---|---|---|
| □飲食物の量と排泄のバランス | 「毎日排便はありますか」 | □排便回数 |
| □排便パターン | 「下痢はしていませんか」 | □便の固さ・色・臭い |
| □排尿パターン | 「1日に何回尿が出ますか」 | □排尿回数<br>□尿の色・混濁・臭い |
| □発汗 | 「汗をかいて着替えることがありますか」 | □皮膚・衣類の湿潤 |
| □血液・尿検査データ | | □BUN・CRE |

**5 活動と休息のバランス**

| 視点 | 質問 | 観察 |
|---|---|---|
| □体を動かす意欲 | | |
| □床上動作・移動動作 | 「トイレまで歩けますか？」 | □仰臥位から側臥位，臥位から坐位・端坐位，移乗の動作<br>□立位，歩行の動作 |
| □日常生活動作 | 「身の回りのことをするときに，お手伝いが必要なことがありますか」 | □食事・入浴・衣類着脱・身繕い・排泄の動作 |
| □睡眠・休息パターン | 「横になると苦しくなりませんか」<br>「普段何時に寝て，何時に起きますか」<br>「布団に入っても眠れないときはありますか」 | □臥床時のVS<br>□睡眠中の様子<br>□就寝・起床時間<br>□午睡の有無 |

**7 生命・機能・安寧に対する危険の予防**

| 視点 | 質問 | 観察 |
|---|---|---|
| □身体バランス | 「歩くときにふらふらしませんか」<br>「立ち上がったときに気分は悪くないですか」 | □立位・歩行の様子 |
| □汚染・感染の危険 | | □体温，皮膚の状態 |
| □認知・知覚 | | |

表 4-14 健康逸脱に対するセルフケア要件に関連する視点と質問の例

| 視点 | 質問 | 観察 |
|---|---|---|
| □医師からの説明の理解 | 「医師から病気や入院について，どのように説明を受けましたか」 | □治療への参加の様子 |
| □症状の原因や生活への影響をどのように考えているか | 「苦しくなった原因で心当たりはありますか」「息苦しいことでやりたくてもできないことはありますか」 | |
| □今の健康状態の受け入れ | | |
| □生活上の制限の受け入れ | 「入院して困ったことはありますか」 | |

表 4-15 情報の整理（データベース）

| カテゴリー | | 主観的情報 | 客観的情報 | アセスメント |
|---|---|---|---|---|
| 普遍的セルフケア要件 | 十分な空気摂取 | 「息を吸っても苦しくてハァハァします」「吸っても胸に入らない感じ」「咳も止まらなくて」 | ・R 32 回/分　規則的，浅表性<br>・呼吸副雑音水泡音聴取<br>・爪甲色淡いピンク<br>・$SpO_2$ 90〜97%（$O_2$ 鼻カニューレ 3 L）<br>・X 線検査で左肺尖部より下葉まで不透過性で胸水貯留あり<br>・動脈血ガス分析（ルームエア）$PaO_2$ 47.4　$PaCO_2$ 50.9 | 血液ガス分析データから，ルームエアでは酸素を十分に取り込めないだけでなく，二酸化炭素を十分に排泄できていない。肺胞内と大気の間での換気が障害されている。酸素吸入し $SpO_2$ 90〜97% とガス交換機能はよいが P 108 回/分，R 32 回/分と回数を増加させ全身への酸素の供給を補っている状態である<br>　胸水により換気量が減少しているため，呼吸数が多くなると呼吸が浅くなり死腔換気量の割合が増加し，さらに換気効率が悪くなる。そのため，呼吸困難時の対処について教育が必要である |
| | 十分な水分摂取／十分な食事摂取の維持 | 「食欲がなくなってからも，のどは渇くのでお茶やお水を飲む量は増えました」「熱が出てから，だんだん食欲もなくなりました」「お昼もあまり食べられませんでした」「食べやすいものを選んで食べています」 | ・水分摂取量：2 L/日<br>・排尿 6 回/日（約 1,800 mL）<br>・Na 127　K 3.4　Cl 89　Ca 8.1<br>・主食：米飯食べていない<br>・副食：豆腐，ゼリー 1 カップ<br>・身長 155 cm<br>・体重 48 kg<br>・BMI 19.98<br>・WBC 9,000　CRP 39 | 発熱時の水分摂取量の基準は 2 L であり，口渇に応じて必要な水分量を摂取でき，電解質バランスも保たれている<br>　発熱により食欲が低下しているが，昼食は副食の豆腐とゼリー 1 カップと口当たりのよいものを選択して食べることはできている<br>　現在は体重減少なく，ALB, TP も基準範囲内であるが，栄養状態が低下しないよう，口当たりのよいものを提供する |

（つづく）

表 4-15（つづき）

| カテゴリー | | 主観的情報 | 客観的情報 | アセスメント |
|---|---|---|---|---|
| | | 「体重は変わりません」 | ALB 4.5　TP 7.0<br>Hb 11.3<br>RBC 352 | |
| 排泄に関するケア | 排泄過程と | 「尿はいつもと変わりません」<br>「汗はかきます。いつも皮膚がべたべたしている感じです」 | ・排便 1 回/日　軟便<br>・排尿 6 回/日　黄色（約 1,800 mL）<br>・排泄はトイレ歩行し自力でできる<br>・顔面，頸部に触れるとじっとり湿潤あり<br>・BUN 14<br>・CRE 0.58 | 排尿 6 回/日 あり，1 回 300 mL で換算し 1,800 mL 程度と予測され，尿量は確保され，排泄動作はトイレを使用し自立している<br>発熱・発汗にともない不感蒸泄は増加するため，水分の排泄は通常よりも増加していると考えられる |
| 活動と休息のバランス | | 「トイレに行くときにふらふらします。ゆっくり行くから苦しくないです」<br>「自分のことは自分でできます」<br>「起きていたほうが息は楽です」「寝ると苦しくって」 | ・トイレ歩行しふらつきあり<br>・食事は自分で摂取できる。衣類の着脱・身繕いは時間がかかるが自力でできる<br>・自力で臥位から坐位へ起き上がることができる<br>・R 32 回/分<br>・SpO₂ 90〜97%（O₂ 鼻カニューレ 3 L）<br>・P　108 回/分<br>・BP 102/74 mmHg<br>・ベッド上で坐位になり柵によりかかっている | 日常生活動作はゆっくりと自分のペースで行えば自力でできるが，トイレ歩行時にふらつきがあるため見守りが必要。O₂ 3 L 吸入し，SpO₂ 90〜97%とガス交換機能はよいが，臥床することで換気が妨げられ呼吸困難を誘発している<br>ベッド上で呼吸困難なく休めるよう，自力で安楽な体位をとり呼吸法を実施できるよう教育が必要 |
| 生命・機能・安寧に対する危険の予防 | | 「少しふらふらしますけど，つかまっていれば大丈夫です」 | ・トイレ歩行時，ふらつきあり。手すりに両手でつかまりながらゆっくりと歩く<br>・平熱 36.2℃<br>・入院時 39.1℃<br>・頸部熱感あり，皮膚湿潤なし | 肺炎による発熱で，歩行時のふらつきがある。本人も自覚があり，両手で手すりにつかまって歩き，対応している<br>発熱時は転倒の危険があるため注意が必要 |

（つづく）

表 4-15（つづき）

| カテゴリー | 主観的情報 | 客観的情報 | アセスメント |
|---|---|---|---|
| 健康逸脱に対するセルフケア要件 | 「先生からは，肺炎で，左の胸に水がたまっていて，呼吸ができないような状態で，重症と言われました」<br>「いつもの風邪だと思っていたけど，重症と聞いてびっくりしました。今はとにかく苦しいので楽になりたいです」<br>「タバコは1日に4本くらい吸っています，止めようと思ってもなかなかやめられなくて…」 | ・タバコ（4本/日） | 医師からの「肺炎で，左の胸に水がたまったことで，息苦しく呼吸ができない状態で，重症」という説明を理解している<br>これまで禁煙できずに過ごしてきたが，今回の入院を禁煙のきっかけにできるよう教育が必要である |

## 1-2 患者関連図の作成

Cさんの関連図を作成します（図4-4）。

## 1-3 情報の統合

Cさんの発熱，咳嗽，呼吸状態をもとに，最も困っていることを問題としてとらえ，その原因について，根拠となる情報をもとに関連図を文章化して表現します。

### 得られた情報の統合

| 入院までの経過 | 発熱があり咳が出るようになってから受診，入院までの経過を簡潔に書きます。 |
|---|---|
| 病態生理 | 肺炎・胸水貯留の病態生理について，Cさんの症状など客観的情報を入れて書きます。 |
| 問題について | 収集した情報から，胸水貯留と頻呼吸により十分に換気ができていないことが明らかになるように書きます。そして，Cさんが自力で呼吸困難を予防する体位や呼吸方法をとりいれられるよう援助の方向性を書きます。 |

#### 入院までの経過

C氏，65歳女性，肺炎で入院。4/20に39℃の発熱があり，咳嗽がひどくなったので，市販薬を服用し様子をみていた。4/23症状の改善なく，食欲がなくなったため，近医のクリニックを受診，X線検査の結果，左胸水貯留が認められ当院を受診し緊急入院となった。

**病態生理**

　X 線検査の結果，左肺尖部から下葉まで不透過性で胸水貯留もみられるため，左肺が十分に広がらず，左肺の含気が減少している。「息を吸っても胸に入らない感じ」と自覚があり，坐位でベッド柵に寄りかかっている様子からも，呼吸困難を生じていることがわかる。P 108 回/分，R 32 回/分と回数を増加させ全身への酸素の供給を補っている状態である。血液ガス分析データではルームエアで，$PaO_2$ 47.4，$PaCO_2$ 50.9 と酸素を十分に取り込めないだけでなく，二酸化炭素を十分に排泄できず，肺胞内と大気の間での換気が障害されている。

**問題について**

　呼吸困難時には呼吸数が増加し呼吸が浅くなるため，死腔換気量の割合が増加し，さらに換気の効率が悪化する。労作時などには，自ら意識的にゆっくりとした腹式呼吸を行うことで，呼吸困難の予防，改善が期待できるが，C 氏は自ら深呼吸を行うことはできていない。呼吸困難を生じない体位の工夫とともに呼吸法の習得が必要である。

## ステップ2　問題の明確化

### 2-1　問題の優先順位を考える

　C さんの現在の状態は，肺炎により胸水の貯留も認めるため，換気障害により呼吸困難を自覚しています。トイレ歩行は可能ですが，発熱による倦怠感で歩行時にふらつく様子がみられ，転倒など身体損傷のリスクもあります。また，高血圧で内服治療をしながらも，喫煙をやめられないなど，健康管理に問題もありました。

　ここで，C さんに起きていることについて因果関係を考え，最も原因となっていることはなにかを考えましょう。

　酸素吸入によって低酸素血症は改善されていますが，労作時や呼吸困難時に呼吸回数が増加し，浅表性呼吸になるために死腔換気量割合が増加し，換気効率が低下して C さんの呼吸困難を増悪させています。つまり，呼吸困難時に頻呼吸になってしまう呼吸パターンが最も問題であり，C さんには呼吸困難を改善するために，自らゆっくりとした腹式呼吸を行えるように，呼吸法を指導することが必要です。

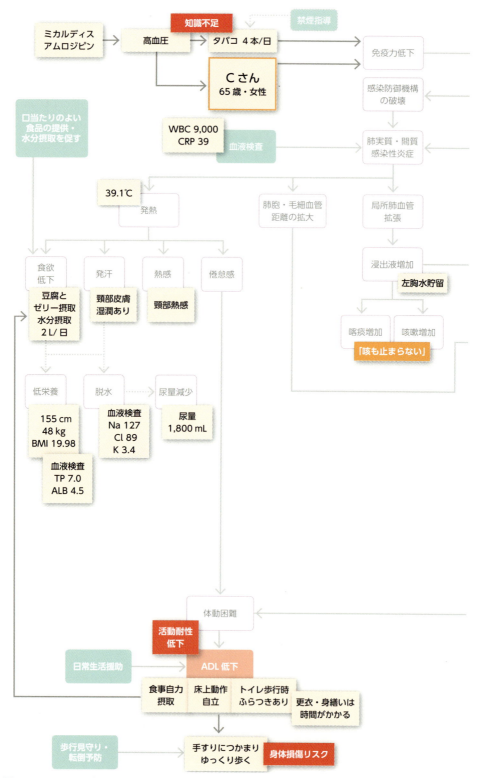

図 4-4　Cさんの患者関連図

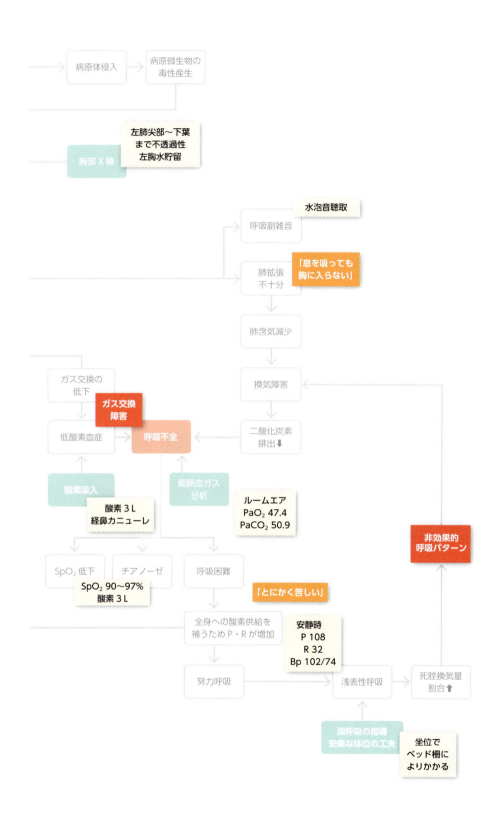

## 2-2 問題を表現する

### ↘ 得られた情報の統合
問題リスト

| 月日 | # | 問題 | 解決月日 |
|---|---|---|---|
| 4/23 | 1 | 低換気症候群に関連した　非効果的呼吸パターン<br>頻呼吸より明らか | |

**エクササイズ　問題**

Cさんの問題点について，現在の状態とその原因を表す情報が，統合アセスメントの文章のなかに書かれているか確認しましょう。

**エクササイズ　問題/答え**

非効果的呼吸パターンとは，「吸気と呼気の両方またはいずれか一方で，十分に換気できない状態」です。統合アセスメントでは，「呼吸数が多くなることで呼吸が浅くなり，死腔換気量の割合が増加し，換気の効率が悪い状態である」という部分が関係し，実際に観察された情報として「R 32回/分」と頻呼吸がみられています。その原因となるのは，低換気症候群で「$PaCO_2$ 50.9と二酸化炭素を十分に排泄できず，肺胞内と大気の間での換気が障害されている」という部分が該当します。

## ステップ 3　看護計画

Cさんの場合，「呼吸数が多くなり呼吸が浅くなること」が原因で，「死腔換気量の割合が増加し，換気効率が悪い状態」が問題でした。原因である「呼吸数が多くなり呼吸が浅くなること」が改善されれば，換気効率が改善して呼吸が楽になると考えて看護計画を立案します。

### 3-1 患者目標

Cさんの目標の「観察すること」を「呼吸」とし，「測定すること」を回数としました。今後，呼吸数がどのように変化していくか，5段階の尺度を設定し，Cさんと一緒にどこまでを目標とするのか，相談しながら考えます。

| 1 呼吸数<br>36～40 回/分 | 2 呼吸数<br>31～35 回/分 | 3 呼吸数<br>26～30 回/分 | 4 呼吸数<br>21～25 回/分 | 5 呼吸数<br>12～20 回/分 |
|---|---|---|---|---|

Cさんは現在，2（呼吸数31～35回/分）の状態です。Cさんと相談して，呼吸方法を指導し換気効率をあげて呼吸状態を改善することで1週間後には，5（呼吸数12～20回/分）になることを目標とします。

| 患者目標 | 4/30 までに呼吸数を 2(呼吸数 31〜35 回/分)から 5(呼吸数 12〜20 回/分)まで上げる |

## 3-2 看護計画

Cさんには，肺における酸素と二酸化炭素の交換の効率をよくするための呼吸パターンを促進することが介入として適切だと考えられます。

### 🔽 看護計画

**OP**
1. 呼吸状態と酸素化状態をモニターする。
   (呼吸回数，リズム，深さ，$SpO_2$，呼吸音，チアノーゼ，咳嗽，喀痰，呼吸困難)

**TP**
1. 呼吸が楽になる体位を整える。

**EP**
1. 適切な場合，呼吸法を指導する。
   (腹式呼吸，深呼吸)

## ステップ 4・5 実施・評価

### 経過記録

計画に沿って援助したときの，Cさんの反応を SOAP 形式で記録します。看護計画に沿って，呼吸法や安静体位について説明し，呼吸状態がどのように変化したのか，Cさんの訴えとともに記録します。

| 月日 | # | 主観的・客観的情報・アセスメント・計画<br>S・O・A・P(OP/TP/EP) |
|---|---|---|
| 4/24 | 1 | S 「息苦しくてハァハァしてしまいます」「少し楽になりました」「ゆっくり大きく息をして，息を吐くことを意識するといいんですね」 |
| | | O 日中ベッドを 45°ヘッドアップして過ごす。<br>14 時，T 38.1℃，P 93 回/分，R 32 回/分，$O_2$ 鼻カニューレ 3 L/分吸入し，$SpO_2$ 93%。<br>呼吸が速くなると 1 回に肺に入る空気の量が少なくなってしまうため，苦しくなっても腹式呼吸でゆっくりと息を十分に吐くように説明すると，呼気を意識して呼吸した。<br>その後，R 15 回/分，$SpO_2$ 97%となる。<br>腹式呼吸で呼吸リズム一定，水泡音聴取あり。 |
| | | A 呼吸困難時に呼吸数が増加し，1 回換気量が低下することでさらに呼吸困難となっている。指導に沿って腹式呼吸でゆっくりと呼気を意識させると，R 15 回/分となり呼吸困難も改善あり。呼吸困難時に患者自身で起坐位となり腹式呼吸ができるように指導が必要。 |
| | | P EP 追加<br>呼吸困難時は，起坐位でゆっくりと腹式呼吸をするように指導する。 |

事例 3　ロイの看護の視点に沿った看護過程

**患者紹介**
- Dさんは74歳の男性です。
- 昨年4月頃から，ゴルフに行くとグリップを握ったまま手が開けなくなったり，ワイシャツのボタンの掛け外しがしにくかったりするなどの症状があり，近医を受診し，検査の結果，パーキンソン病と診断されていました。
- 6月ごろより胃の痛みを訴え，近医で胃カメラを行いましたが問題なく，近所の大学病院を再度受診したが，パーキンソン病と診断され，8月ごろよりクロナゼパム（リボトリール）の内服を開始していました。
- その後も腹部の痛みは持続し，臍上周囲，左側腹部，左鼠径部，下腹部と，いろいろなところが痛くなると話していました。医師からは内臓に問題はなく，精神的なものが強いのではないかと説明を受け，パーキンソン病の精査目的で入院となりました。

## ステップ1　情報収集・アセスメント

### 1-1　情報収集

　Dさんの状態を理解するために，まずは，診断名・主訴・入院までの経過・入院目的についての情報を収集し，整理してみましょう。

　近医で行った検査により，Dさんはパーキンソン病だと診断されています。パーキンソン病の病態関連図は，図4-5のように作成できます。

　面接でははじめに，Dさんが現在最もつらいと感じることは何かを質問します。

**✓ CHECK**
☐ 最もつらい症状は何か

質問　「今，どのような症状が一番つらいですか？」
Dさん　「お腹が痛い。6月頃から胃が痛くて，今はお腹のいろいろなところが痛む」
質問　「お腹の痛むところに手を当ててもらえますか？」
Dさん　「この辺かなぁ…ここも」
様子　質問に対して答えながら，お腹全体をさすっている。

次に，腹痛を感じるようになってから受診・入院するまでの経過についての情報を集めます。Dさんの場合，腹痛をなんとかしようと，大学病院も自ら受診しています。カルテに紹介状がないか確認し，外来受診の経過など，記録に残されている事実とDさんが話す内容に食い違いがないか注意しましょう。

✅ **CHECK**
- ☐ いつごろから症状を自覚するようになったのか
- ☐ 症状の原因をどのように考え，どのように対応したのか

質問 「初めは胃が痛くて，だんだんお腹全体が痛くなってきたんですね」
「それはいつごろから痛むようになったんですか？」
「なにかきっかけや原因に心当たりはありますか？」

Dさん 「いろいろなところが痛くなったのは8月ごろかな」
「特別なにかしたってこともないんだけどね」

さらに，Dさんの入院に対する考えについて情報を集めます。

✅ **CHECK**
- ☐ 入院でどこまでの治療を望んでいるのか

質問 「入院してどこまで回復すればよいと思いますか？」
「先生は原因についてなにか話をしていましたか？」

Dさん 「お腹が痛いのは困るので，お腹の痛みを調べて欲しい」
「先生はパーキンソンの検査をするといっていました。お腹の痛みも検査してくれるって」

ここまでに得られた情報を整理してみましょう(表4-16)。

患者の診断名・入院までの経過・主訴・入院目的の4項目に記録した内容をヒントに，情報収集で着目すべきポイントを検討します。Dさんの場合，パーキンソン病ではどのような症状が出現するのか，それにより日常生活にどのような影響が出るのかを想像しましょう。

Dさんについて，看護理論の1つであるロイの適応理論(表4-17, 4-18)に沿って考えてみましょう。どの様式に注目して情報収集すればよいか，診断名・入院までの経過・主訴・入院目的をヒントに考えましょう(表4-19, 4-20)。

得た情報からそれぞれの行動様式について情報を整理してアセスメントします(表4-21)。

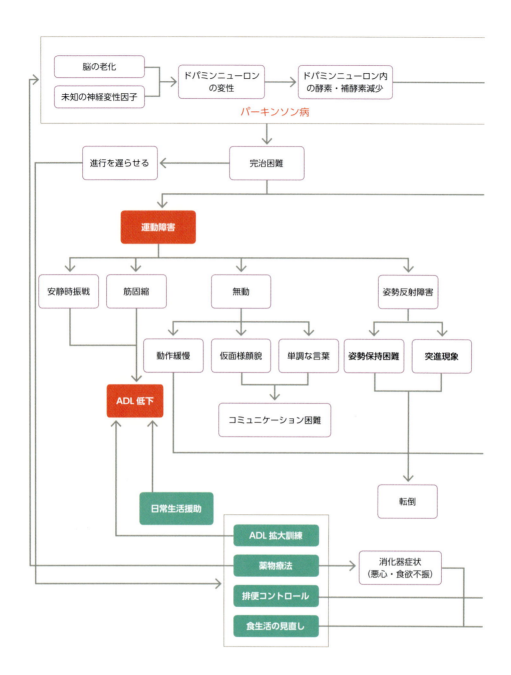

図 4-5　パーキンソン病の病態関連図

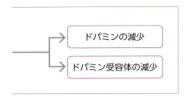
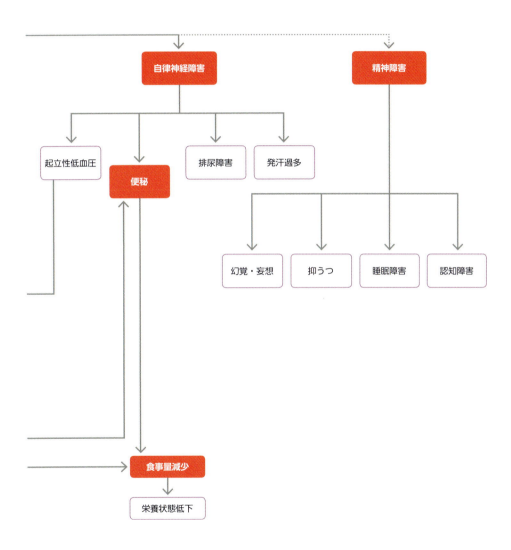

表 4-16 得られた情報の整理

| 診断名 | パーキンソン病❶ |
|---|---|
| 入院までの経過 | 昨年 4 月頃，ゴルフに行くと，グリップを握ったまま手が開けなくなったり，ワイシャツのボタンの掛け外しがしにくかった❶などの症状があり，近医で検査の結果，パーキンソン病と診断された．6 月ごろより胃の痛みを訴え，近医で胃カメラを行うが問題なく，近所の大学病院を再度受診し❷，パーキンソン病と診断された．8 月ごろより，リボトリール内服を開始．腹部の痛みは持続しており，臍上周囲，左側腹部，左鼠径部，下腹部と，いろいろなところが痛くなる❸と訴えるが，内臓に問題なく，精神的なものが強いのではないかと医師より説明を受け，パーキンソン病の精査目的で入院となった |
| 主訴 | お腹が痛い |
| 入院目的 | パーキンソンの検査をする．お腹の痛みの原因を調べる |

表 4-17 ロイの 4 つの適応様式

1. 生理的様式
    1. 基本的ニード
        1. 酸素供給
        2. 栄養
        3. 排泄
        4. 活動と休息
        5. 防御
    2. 調節機能
        1. 感覚
        2. 水と電解質
        3. 神経機能
        4. 内分泌機能
2. 自己概念様式
    1. 身体的自己概念
    2. 人格的自己概念
3. 役割機能様式
    1. 1 次的役割
    2. 2 次的役割
    3. 3 次的役割
4. 相互依存様式

表 4-18 情報と適応様式の関連

❶ パーキンソン病
ゴルフに行くと，グリップを握ったまま手が開けなくなったり，ワイシャツのボタンの掛け外しがしにくかった
> 筋力低下や麻痺はないか？
  ➡ 1 生理的様式 > 2 調節機能 > 3 神経
> その他の日常生活に影響はないか？
  ➡ 1 生理的様式 > 1 基本的ニード
    > 4 活動と休息

❷ 胃の痛みを訴え，近医で胃カメラを行うが問題なく，近所の大学病院を再度受診した．お腹の痛みを調べて欲しい．
> 自身の疾患，症状についてどのように考えているか？
  ➡ 2 自己概念様式 > 1 身体的自己概念

❸ 臍上周囲，左側腹部，左鼠径部，下腹部と，いろいろなところが痛くなる
> 腹痛の部位，頻度，強さは？
  ➡ 1 生理的様式 > 2 調節機能 > 1 感覚
> 食事摂取は可能か？
  ➡ 1 生理的様式 > 1 基本的ニード > 2 栄養
> 水分摂取は可能か？
  ➡ 1 生理的様式 > 2 調節機能 > 2 水と電解質
> 排泄はどうか？
  ➡ 1 生理的様式 > 1 基本的ニード > 3 排泄
> 痛みで眠れず，休めないことはないか？
  ➡ 1 生理的様式 > 1 基本的ニード
    > 4 活動と休息

表 4-19 生理的様式に関する視点と質問の例

1 基本的ニード
2 栄養

| 視点 | 質問 | 観察 |
|---|---|---|
| □疼痛の影響 | 「痛みで食べられないことはありますか」 | □食事中の表情・しぐさ<br>□食事動作 |
| □食事パターン | 「普段は何時頃に食事をしますか」 | |
| □食事摂取方法 | | |
| □食事摂取量 | 「なにをどのくらい食べますか」 | □食事量，残したもの |
| □好き嫌い・アレルギー | 「食べられないものはありますか」 | |
| □体重変化 | 「最近，体重の変化はありますか」 | □身長，体重，BMI |
| □血液検査データ | | □TP，ALB |

3 排泄

| 視点 | 質問 | 観察 |
|---|---|---|
| □疼痛の影響 | 「便を出すときにお腹が痛みますか」 | |
| □排便パターン | 「毎日排便はありますか」<br>「便を出すために薬を使いますか」<br>「便を出すときに時間がかかりますか」 | □排便回数<br>□浣腸や下剤の使用 |
| □便の性状 | | □便の固さ・色・臭い |
| □腹部の状態 | 「お腹が張る感じはありますか」 | □腹部膨満，腸蠕動音 |
| □排尿パターン | 「1日に何回尿が出ますか」 | □排尿回数 |
| □尿の性状 | | □尿の色・混濁・臭い |
| □血液・尿検査データ | | □BUN，CRE |

4 活動と休息

| 視点 | 質問 | 観察 |
|---|---|---|
| □筋力・関節可動域 | 「力が入りにくいところや，動かしにくいところはありますか」 | □四肢のMMT（徒手筋力テスト） |
| □床上動作・移動動作 | 「ベッド上での動作や移動にお手伝いが必要なことはありますか」 | □仰臥位から側臥位，臥位から坐位・端坐位，移乗の動作<br>□立位，歩行の動作 |
| □日常生活動作 | 「身の回りのことをするときに，お手伝いが必要なことがありますか」 | □食事・入浴・衣類着脱・身繕い・排泄の動作 |
| □睡眠パターン | 「普段何時に寝て，何時に起きますか」<br>「布団に入っても眠れないときはありますか」 | □就寝・起床時間<br>□午睡の有無<br>□睡眠中の様子 |

（つづく）

表 4-19（つづき）

2 調節機能
1 感覚

| 視点 | 質問 | 観察 |
|---|---|---|
| □疼痛<br>　部位，程度，誘因 | 「痛むところを触ってみてください」<br>「どのような痛みですか」<br>「どんなときに痛みますか」<br>「5 段階で表現するとどのくらいですか」 | □疼痛の起こる間隔<br>□表情，VS の変化<br><br>□NRS スケール |

2 水と電解質

| 視点 | 質問 | 観察 |
|---|---|---|
| □疼痛の影響<br>□水分出納 | 「お水は飲めていますか」<br>「1 日にコップ何杯くらい飲みますか」<br>「1 日の尿の回数はどのくらいですか」<br>「のどが渇きますか」 | □水分摂取量<br>□尿量，発汗，嘔吐，下痢 |
| □皮膚の状態 |  | □脱水・乾燥 |
| □血液検査データ |  | □Na・K・Cl |

3 神経機能

| 視点 | 質問 | 観察 |
|---|---|---|
| □運動機能<br>　握力，麻痺，変形<br>　姿勢，振戦 | 「力が入りにくいところや，動かしにくいところはありますか」<br>「ふらふらする感じはありますか」 | □MMT<br>□坐位・立位・歩行姿勢 |

表 4-20　自己概念様式に関連する視点と質問の例

1 身体的自己概念

| 視点 | 質問 | 観察 |
|---|---|---|
| □身体感覚 | 「体のことで一番気になることはどのようなことですか」 | □会話中の表情 |

表 4-21　情報の整理（データベース）

| カテゴリー | | | 主観的情報 | 客観的情報 | アセスメント |
|---|---|---|---|---|---|
| 生理的様式 | 基本的ニード | 栄養 | 「お腹が痛くて，あまり食べる気にならない」<br>「ごはんは茶碗半分くらい，最近は野菜とかあっさりしたものを食べています」<br>「食べないと体重も減っちゃったから」<br>「ここ3か月で3kgくらい減りました」<br>「ふだんから食べられないものはありません」 | ・臍上周囲，左側腹部，左鼠径部，下腹部疼痛あり<br>・主食：1/2，主菜には手をつけず副菜のおひたしと味噌汁を全量摂取する<br>・自力で食事摂取する<br>・食事中に何度か腹部をさすっている<br>・偏食なし<br>・身長 167 cm<br>・体重 57 kg　BMI 20.43<br>・TP 6.4　ALB 3.9 | 入院前から腹痛により食欲がなく体重3kg減少している<br>　腹痛は疾患による自律神経障害の可能性が高い。食欲が低下しているが，体重減少を気にして自分が食べられるものを選択して摂取している<br>　BMI 20.43，TP，ALBともに正常範囲内であり，栄養の摂取に関する行動は適応できていると判断できる |
| | | 排泄 | 「お腹が痛くて便が出せないことはないです」<br>「便は4〜5日に1回しか出ません」<br>「ひどいときは浣腸をしています」<br>「おなかも張って苦しいので」 | ・排便パターン1回/4〜5日<br>・ブリストル便形状スケール2（硬い便）<br>・触診し腹部膨満あり<br>・腸蠕動音4回/分<br>・腹部打診で鼓音聴取<br>・排尿7〜8回/日<br>・黄色尿，混濁なし<br>・BUN 12　CRE 0.92 | 排便パターン1回/4〜5日，ブリストル便形状スケール2（硬い便），腹部膨満あり，腸蠕動も弱く明らかな便秘である。自律神経障害による便秘が考えられ，排便コントロールが必要な状態である |
| | | 活動と休息 | 「右手が動かしにくくて」<br>「シャツのボタンがつけにくかったり，外しにくかったりしますけど，自分のことは自分でできます」<br>「トイレもひとりで大丈夫です」<br>「夜は眠れます。夜中に起きることもないです」 | ・MMT 右上肢5，左上肢5<br>・衣類着脱は自力でできる<br>・仰臥位から自力で起き上がり，廊下を歩行する<br>・立位，歩行時ふらつきなし<br>・排泄行動も自力でできる<br>・睡眠時間7時間<br>・就寝23時，起床6時 | MMTは両上肢5と問題ないが，シャツのボタンの掛け外しなどに時間がかかる状態である<br>　運動障害の症状である筋固縮の可能性があるが，日常生活に介助の必要はなく，「自分のことは自分でできる」と日常生活動作への意欲も伺えるため，活動に関する行動は適応できていると判断できる |
| | 調節機能 | 感覚 | 「お腹が痛いです。この辺もこの辺も痛くなります」<br>「痛みは気にならないときもあるけど，続くときはずっと続いてつらいです」 | ・腹部をさすりながら話す<br>・臍上周囲，左側腹部，左鼠径部，下腹部の疼痛について訴える<br>・NRS 3/5<br>・話しながらときどき眉間に皺を寄せてお腹を押さえている | 臍上周囲，左側腹部，左鼠径部，下腹部の疼痛は，自律神経障害による筋緊張の可能性がある。NRS 3で眉間に皺を寄せる表情や腹部を押さえるしぐさからも腹痛による苦痛は強いと考えられるため，温罨法などの対応が必要である |

（つづく）

表 4-21（つづき）

| カテゴリー | 主観的情報 | 客観的情報 | アセスメント |
|---|---|---|---|
| | 「5段階で…3くらいかな」 | | |
| 水と電解質 | 「痛いときは湯たんぽで温めると楽になります」<br>「お水は飲めます」<br>「お茶を1日に6～7杯は飲みます」 | ・水分摂取，1日6～7杯（約1,200～1,400 mL）<br>・排尿7～8回/日<br>・Na 142<br>・K 3.9<br>・Cl 101 | 現時点では十分な水分摂取が確保され，血液データにも異常がないため問題がない |
| 神経 | 「ゴルフでグリップを握ったまま手が開けなくなったり，ワイシャツのボタンが掛けにくかったりします」<br>「ビリビリ痺れるとかそういうことはないです」<br>「手が震えるとかもないですね」 | ・振戦なし<br>・手を握ったり開いたりするが，ガクガクすることなし<br>・立位，歩行時ふらつきなし<br>・MMT 右上肢 5，左上肢 5 | 安静時振戦，無動はみられないが，ゴルフのグリップを握った手が開けないのは運動障害の症状である筋固縮の可能性がある。今後症状が進行しないよう，リハビリや内服の必要性を理解し，治療に参加できるよう援助が必要である |
| 自己概念様式 | 「先生からはパーキンソンの検査とお腹の痛みの原因を調べると言われました」<br>「お腹の痛みを見て欲しいです。前にも腸の検査で内臓に問題ないと言われたけど，しっかり検査して原因を早く知りたいです」 | ・眉間に皺を寄せながら，腹部の精密検査について希望を訴える | パーキンソン病の検査をすると話しているが，便秘やワイシャツのボタンの掛け外しに時間がかかることがパーキンソン病によるものと認識していない。腹痛に関しても早く原因を知りたいと精査を希望し，疾患によるものという認識がない<br>疾患について理解し，治療に参加できるよう援助が必要である |

## 1-2 患者関連図の作成

Dさんの関連図を作成します（p.104，図4-6）。

## 1-3 情報の統合

### 得られた情報の統合

| 入院までの経過 | ボタンの掛け外しがしにくくなってから受診，入院までの経過を簡潔に書きます。 |
|---|---|
| 病態生理 | パーキンソン病の病態生理について，Dさんの症状など客観的情報を入れて書きます。 |
| 問題について | 収集した情報から，Dさんが疾患に関して正しく理解していないこと，そのために疾患を受け入れられていないこと，疾病経過を教育する必要性について書きます。 |

#### 入院までの経過

　D氏，74歳男性，パーキンソン病で入院。昨年4月ごろから，ゴルフのグリップを握ったまま手が開けなくなったり，ワイシャツのボタンの掛け外しがしにくいなどの症状があり，近医でパーキンソン病と診断された。6月ごろより胃の痛みを訴え受診したが，上部消化管内視鏡検査で問題なく，パーキンソン病と診断され検査目的で入院となった。

#### 病態生理

　パーキンソン病は脳の老化や神経細胞の変性により，ドパミンの減少やドパミン受容体が減少し，運動障害として安静時振戦，筋固縮，無動，姿勢反射障害の4大症状を特徴とする。その他，自律神経障害や精神障害をきたす疾患であるが，完治は困難で症状の進行を予防するための治療が中心となる。D氏の場合，運動障害としてワイシャツのボタンの掛け外しがしにくい動作が見られ，自律神経障害の症状として便秘も認められる。D氏の場合，排便が1回/4～5日しかなく，腹部膨満を認め，胃，臍上周囲，左側腹部，左鼠径部，下腹部の疼痛を訴えている。

#### 問題について

　D氏はパーキンソン病については，「前にもパーキンソン病といわれたが，どんな病気か知らない」と話し，便秘について「お腹の痛みもみてもらう，内臓には問題ないといわれた」と，パーキンソン病の自律神経障害の症状としてとらえていない。今後は，進行を抑えるための薬物療法や排便コントロール，食生活の見直しが必要となるため，D氏にはパーキンソン病について理解し，疾患を受け入れて，治療に積極的に参加できるよう援助が必要である。

## ステップ2　問題の明確化

### 2-1 問題の優先順位を考える

　Dさんの現在の状態は，ボタンの掛け外しが困難で，便秘により食事量が減少し体重も減少しています。また，パーキンソン病について「どんな病気か知らない」「お腹の痛みをみてもらう」などと訴え，疾患の症状や今後の経過について正しく理解していないようです。ここで，Dさんに起きていることの因果関係を考え，最も原因となっていることはなにかを考えましょう。

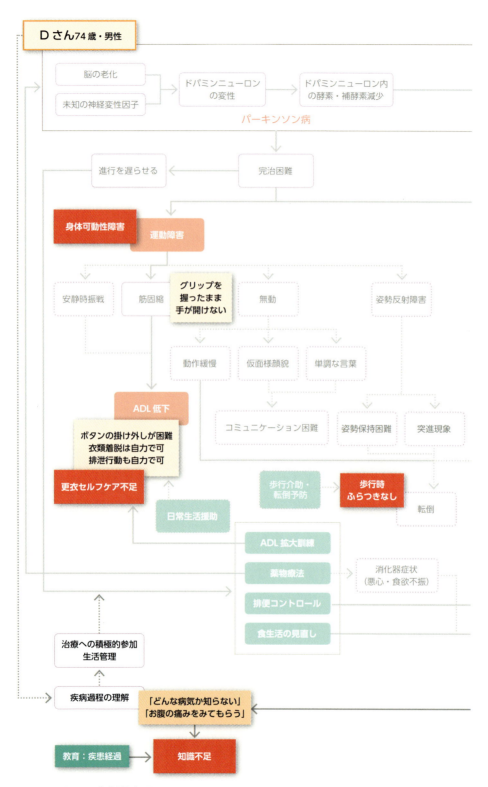

図 4-6　Dさんの患者関連図

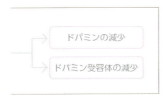
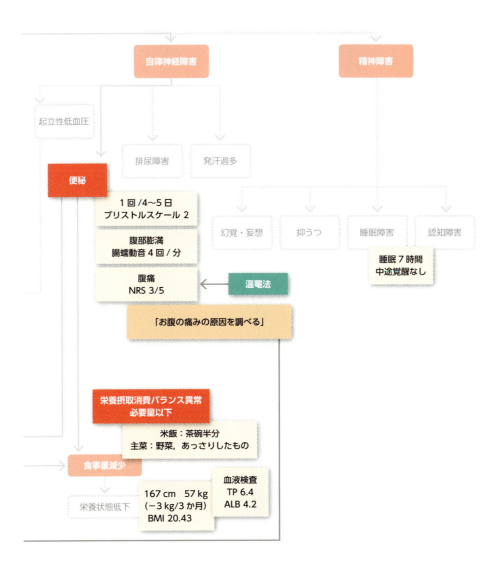

ボタンの掛け外しが困難なことについては，運動障害による筋固縮が考えられますが，現時点では看護師が介助するのではなく，自力でできることはDさんに実施してもらう必要があり，それがリハビリにもつながります。

　食欲の低下には便秘が関連しており，便秘を改善すれば食欲の改善が期待できます。便秘は自律神経障害の主症状の1つであり，これはDさん自らが食事内容や水分摂取など工夫して自らコントロールしなければいけません。そのためには，パーキンソン病の病態や今後自分の身体にどのような症状が出現するのかを，患者さん自身が正しく理解する必要があります。しかし，Dさんは「どんな病気か知らない」「お腹の痛みをみてもらう」などと訴え，現在の症状がパーキンソン病によるものとは考えていないため，ここが一番の問題だと考えます。

## 2-2　問題を表現する

### ▶ 得られた情報の統合
問題リスト

| 月日 | # | 看護診断(問題) | 解決月日 |
|---|---|---|---|
| 10/23 | 1 | 情報不足に関連した知識不足　テーマについて不正確な発言より明らか | |

　知識不足とは，「特定のテーマについて認知情報がない，あるいは獲得していない状態」です。統合アセスメントでは，「前にもパーキンソン病といわれたけど，どんな病気か知らない」という部分が該当し，実際にD氏も「お腹の痛みもみてもらう，内臓には問題ないといわれた」と話し，パーキンソン病の症状とはとらえていません。

## ステップ3　看護計画

### 3-1　患者目標

　Dさんが，パーキンソン病の疾病過程について理解することを患者目標として考えます。Dさんの目標の「観察すること」は「疾患の症状の知識」とし，「測定すること」はそれらの知識の範囲としました。今後，Dさんの疾患の症状についての知識がどのように変化していくか，5段階の尺度を設定し，Dさんと一緒にいつまでに，どこまでを目標とするのか，相談しながら考えます。

| 1(知識なし) | 2(運動障害について言える) | 3(運動障害と自律神経障害について言える) | 4(運動障害・自律神経障害・精神症状について言える) | 5(重症度分類について言える) |
|---|---|---|---|---|

Dさんは現在，1（知識なし）の状態です。Dさんと相談して，パーキンソン病の疾病過程について看護師と一緒に学ぶことで，1週間後には3（運動障害と自律神経障害について言える）になることを患者目標とします。

|患者目標　10/30までに疾患の症状の知識を，1（知識なし）から3（運動障害と自律神経障害について言える）まで上げる

## 3-2　看護計画

Dさんには，パーキンソン病の疾患の経過について情報を理解できるように援助内容を考えます。

**看護計画**
|OP
1. 疾患の経過に関する患者の知識レベルを評価する。
|TP
1. 身体の状態と疾患の経過について患者と話し合う。
|EP
1. 疾患によくみられる徴候と症状をパンフレットを用いて説明する。
（運動障害・自律神経障害・精神症状）

## ステップ 4・5　実施・評価

**経過記録**

計画に沿って援助したときの，Dさんの反応をSOAP形式で記録します。看護計画に沿って，疾患の経過について説明し，Dさんの疾患に関する知識がどのように変化したのか，Dさんの訴えとともに記録します。

| 月日 | # | 主観的・客観的情報・アセスメント・計画<br>S・O・A・P(OP/TP/EP) | |
|---|---|---|---|
| 10/25 | 1 | S | 「ワイシャツのボタンがやりにくいのは，パーキンソン病のせいなんですね。運動障害って体が思うように動かなくなるんですね」 |
| | | O | 運動障害についてパーキンソン病のパンフレットを用いて説明するが，運動障害に関して「振戦」「筋固縮」「動作緩慢」などの言葉は患者の発言には聞かれなかった。 |
| | | A | ワイシャツのボタンの掛け外しがしにくいことが，パーキンソン病の運動障害によるものであることは理解された様子。しかし，「振戦」「筋固縮」「動作緩慢」という言葉は聞かれず，「体が思うように動かなくなる」という発言から，運動障害について，それぞれの具体的な症状についてはまだ理解されていない。 |
| | | P | EP追加<br>今後，出現が予測される症状について具体的に説明する。 |

## 文献

- 古橋洋子(監)：患者さんの情報収集ガイドブック，第 2 版．メヂカルフレンド社，2010.
- 古橋洋子：NEW 実践！ ナースのための看護記録，第 3 版．学研メディカル秀潤社，2013.
- 古橋洋子(編著)：NEW 実践！ 看護診断を導く情報収集・アセスメント，第 4 版．学研メディカル秀潤社，2013.
- 古橋洋子(監)：初歩からまるごとわかる NANDA-I・NOC・NIC＋リンケージ活用ブック．学研メディカル秀潤社，2009.
- グロリア M. ブレチェク，ハワード K. ブッチャー，他(原著編)/中木高夫，黒田裕子(訳)：看護介入分類(NIC)，原著第 5 版．南江堂，2009.
- 日野原重明：POS 医療と医学教育の革新のための新しいシステム．医学書院，1973.
- ジャネット・ウェーバー(原著)/森山美智子(訳)：看護診断のための看護アセスメント．医学書院，1994.
- 松木光子：看護学概論 看護とは・看護学とは，第 5 版．ヌーヴェルヒロカワ，2011.
- マリオン・ジョンソン，グロリア・ブレチェク，他(原著編)/藤村龍子(監訳)：看護診断・成果・介入 NANDA，NOC，NIC のリンケージ，第 2 版．医学書院，2006.
- 日本看護協会(編)：看護記録および診療情報の取り扱いに関する指針．日本看護協会出版会，2005.
- スー・ムアヘッド，マリオン・ジョンソン，他(原著編)/江本愛子(監訳)：看護成果分類(NOC)看護ケアを評価するための指標・測定尺度，第 4 版．医学書院，2010.
- T. ヘザー・ハードマン，上鶴重美(原著編)/日本看護診断学会(監訳)，上鶴重美(訳)：NANDA-I 看護診断—定義と分類 2015-2017，原書第 10 版．医学書院，2015.

# 索引 INDEX

### 数字・欧文

11の機能的健康パターン　43
21の看護上の問題　6
ADH（抗利尿ホルモン）　18
ANA；American Nurses Association（米国看護師協会）　43
assessment（アセスメント）　39
critical thinking（クリティカルシンキング）　9
EBN；evidence-based nursing（科学的根拠に基づいた看護実践）　10
EP；educational plan（指導・教育計画）　32, 54, 78
ICN；International Council of Nurses（国際看護師協会）　6
intervention（介入）　55
interview（面接）　41
MMT（徒手筋力テスト）　47
MSW；medical social worker（医療ソーシャルワーカー）　22
NANDA；North American Nursing Diagnosis Association（北米看護診断協会）　51
NANDA-I　43
NANDA-NOC-NIC　55
NST；nutrition support team（栄養サポートチーム）　21
nursing process（看護過程）　2, 36
objective data（Oデータ）　20, 42
observation（観察）　41
OP；observational plan（観察計画）　32, 54, 78
OP・TP・EPの3要素　79
outcome（結果）　55
physical examination（身体診査）　41
POS；problem oriented system（問題志向システム）　7, 21, 56

sequence　25
SNS；Social Networking service　12
SOAP　56
　——の経過記録　57
　——の内容　56
subjective data（Sデータ）　19, 42
temporary problem（一時的問題）　57
TP；treatment plan（援助計画）　32, 54, 78

### あ

愛情と集団所属の欲求，欲求の階層　51
アセスメント　36, 39
　——の枠組み　43
アブデラ（フェイ・G・アブデラ）　6
安全と安定の欲求，欲求の階層　51

### い

一時的問題　57
医療・介護関係事業者における個人情報の適切な取り扱いのためのガイドライン　10
医療裁判　13
医療ソーシャルワーカー（MSW）　22
医療法による記録　12

### え・お

栄養サポートチーム（NST）　21
得られた情報の統合　47, 76
エリクソン（エリク・H・エリクソン）　23
援助計画（TP）　32, 54, 78
オープンクエスチョン　20
オレム（ドロセア・E・オレム）　7, 43, 83

### か

科学的根拠に基づいた看護実践（EBN）　9
カルテ　12
看護介入　38

# 索引 INDEX

看護過程の5つのステップ　36
看護業務基準　11
看護記録および診療情報の取り扱いに関する指針　13
看護記録の記述範囲　57
看護計画　32, 52, 79, 93, 107
　——の立案　54
看護サマリー　62
看護システム論　8
看護師の価値観　42
看護師の判断や解釈　21
看護者としての責任範囲　57
看護者の倫理綱領　11
看護診断　7, 37
　——のタイプ　51
　——の定義　49
　——名を使用する　51
看護の成果・結果　78
看護の対象　43
看護要約　62
看護理論の枠組み　67
観察　41
観察計画（OP）　32, 54, 78
患者
　——との距離や位置　41
　——の援助に必要なデータ　43
　——の健康（その人らしさ）の回復　39
　——の身体的・精神的・社会的な反応　43
　——の表情やしぐさ　64
　——の理解　72
患者−看護師間の信頼関係　41
患者関連図　45
　——の作成　74
患者自身の到達目標　53
患者情報収集用紙　19
患者中心の看護　6
患者目標　38, 78, 106
　——（期待される結果）の設定　53
　——の達成度　38

関連因子　53
　——を説明できるデータ　49

## き

危険因子　53
　——を説明できるデータ　49
基準値　16
期待される結果　38
基本的看護の構成要素　67
　——の14項目　6
基本的な人間のニード　6
客観的情報　20, 42
業務基準分類　7
記録記述時の留意点　59
具体的な看護介入方法　52

## く・け

クリティカルシンキング　9
クローズドクエスチョン　20
経過観察一覧表（フローシート）　56, 59
経過記録　79, 93
計画　37
計画内容の見直し　39
経時記録　57
健康的な生活習慣　72
健康の逸脱による要件　8

## こ

構造図　25
抗利尿ホルモン（ADH）　18
ゴードン（マージョリー・ゴードン）　43
国際看護師協会（ICN）　6
個人情報の保護に関する法律（個人情報保護法）　10
個人情報保持の重要性　10
今後起こりうる問題　5

## し

シークエンス　25
思考の上り下り　30
自己概念　9
自己実現の欲求，欲求の階層　51
自尊・他者による尊敬の欲求，欲求の階層　51
実施　38
指導・教育計画（EP）　32, 54, 78
主観的情報　19, 42
受診するまでの経過についての情報　83
出血リスク状態　77
守秘義務　10
主要介入，介入の種類　55
肖像権の侵害　12
情報収集で着目すべきポイント　67, 83
情報
　―― の統合　47, 76
　―― の分析　47
　―― の見極め　42
身体診査　41
人体の解剖生理　16
診断指標の内容　49
シンドローム，看護診断　51
心理社会的発達理論　23
診療情報の提供等に関する指針　10

## す

随意介入，介入の種類　55
推奨介入，介入の種類　55

## せ

正常画像　16
生理機能の変化　18
生理的様式　9
生理的欲求，欲求の階層　51
セルフケア不足の理論　8
セルフケア理論　8, 43, 83

## そ

臓器
　―― の構造　17
　―― のしくみ　18
　―― の人体への貢献度　18
相互依存　9
存在している問題　5

## ち・て

直感力　5
データベース　19, 43, 44
適応理論　43, 95

## と

統合アセスメント　49
到達期限，患者目標　78
徒手筋力テスト（MMT）　47

## に・ね

日常生活動作　71
日本看護科学学会　2, 36
日本看護協会　11
入院
　―― するまでの経過についての情報　83
　―― に対する考え　83
　―― までの経過　76
入院時看護データベース　19
入院時の血液検査結果　68
入院前の食習慣　68
人間の適応の視点　7

## は

バイタルサイン（VS）　70
ハヴィガースト（ロバート・J・ハヴィガースト）　23
発生的要件　8
発達課題理論　23
発達段階の理解　22

## 索引 INDEX

ハリー・ヘルソン　8

### ひ
非効果的呼吸パターン　92
必要な情報を収集する情報源　40
必要な日常生活援助　77
批判的思考　9
批判的に考える　10
評価　38, 61
　──の進め方　61
病態関連図　25, 45
病態生理　17, 76

### ふ
普遍的要件　8
プライバシーの侵害　12
プライバシー保護と個人データの国際流通についてのガイドライン　10
フローシート（経過観察一覧表）　56, 59

### へ・ほ
米国看護師協会（ANA）　43
ヘルスプロモーション型，看護診断　51
ヘンダーソン（ヴァージニア・ヘンダーソン）　6, 43, 67
北米看護診断協会（NANDA）　51

### ま
マズロー（アブラハム・H・マズロー）　31
　──の欲求の階層　31, 51
まだみえていない看護問題　5

### め
面接　41
　──における情報収集の目的　41
面接時の環境　41

### も
目標の見直し　39
問診　41
問題
　──について　76
　──の見直し　39
　──の明確化　37, 50
問題解決の思考過程　3
問題志向システム（POS）　7, 21, 56
問題焦点型，看護診断　51

### や・ゆ・よ
優先して解決すべき問題　77
優先して実施するケア　77
優先順位を決める際の考え方　51
欲求の階層，マズロー　31

### り・ろ
リスク型，看護診断　51
理論家の視点　5
リンケージ（NANDA-NOC-NIC）　55
倫理的配慮　10
ロイ（シスター・カリスタ・ロイ）　7, 43, 95